essentials

Essentials liefern aktuelles Wissen in konzentrierter Form. Die Essenz dessen, worauf es als „State-of-the-Art" in der gegenwärtigen Fachdiskussion oder in der Praxis ankommt. *Essentials* informieren schnell, unkompliziert und verständlich

- als Einführung in ein aktuelles Thema aus Ihrem Fachgebiet
- als Einstieg in ein für Sie noch unbekanntes Themenfeld
- als Einblick, um zum Thema mitreden zu können

Die Bücher in elektronischer und gedruckter Form bringen das Fachwissen von Springerautor*innen kompakt zur Darstellung. Sie sind besonders für die Nutzung als eBook auf Tablet-PCs, eBook-Readern und Smartphones geeignet. *Essentials* sind Wissensbausteine aus den Wirtschafts-, Sozial- und Geisteswissenschaften, aus Technik und Naturwissenschaften sowie aus Medizin, Psychologie und Gesundheitsberufen. Von renommierten Autor*innen aller Springer-Verlagsmarken.

Jesko Streeck · Dmitry Ayzikov

Long- und Post-Covid-Syndrom

Behandlung in der Physiotherapie und Ergotherapie

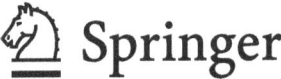

Jesko Streeck
Obrigheim, Deutschland

Dmitry Ayzikov
Help Yourself Physiotherapy
Köln, Deutschland

ISSN 2197-6708 ISSN 2197-6716 (electronic)
essentials
ISBN 978-3-662-71307-5 ISBN 978-3-662-71308-2 (eBook)
https://doi.org/10.1007/978-3-662-71308-2

Die Deutsche Nationalbibliothek verzeichnet diese Publikation in der Deutschen Nationalbibliografie; detaillierte bibliografische Daten sind im Internet über https://portal.dnb.de abrufbar.

© Der/die Herausgeber bzw. der/die Autor(en), exklusiv lizenziert an Springer-Verlag GmbH, DE, ein Teil von Springer Nature 2025

Das Werk einschließlich aller seiner Teile ist urheberrechtlich geschützt. Jede Verwertung, die nicht ausdrücklich vom Urheberrechtsgesetz zugelassen ist, bedarf der vorherigen Zustimmung des Verlags. Das gilt insbesondere für Vervielfältigungen, Bearbeitungen, Übersetzungen, Mikroverfilmungen und die Einspeicherung und Verarbeitung in elektronischen Systemen.
Die Wiedergabe von allgemein beschreibenden Bezeichnungen, Marken, Unternehmensnamen etc. in diesem Werk bedeutet nicht, dass diese frei durch jede Person benutzt werden dürfen. Die Berechtigung zur Benutzung unterliegt, auch ohne gesonderten Hinweis hierzu, den Regeln des Markenrechts. Die Rechte des/der jeweiligen Zeicheninhaber*in sind zu beachten.
Der Verlag, die Autor*innen und die Herausgeber*innen gehen davon aus, dass die Angaben und Informationen in diesem Werk zum Zeitpunkt der Veröffentlichung vollständig und korrekt sind. Weder der Verlag noch die Autor*innen oder die Herausgeber*innen übernehmen, ausdrücklich oder implizit, Gewähr für den Inhalt des Werkes, etwaige Fehler oder Äußerungen. Der Verlag bleibt im Hinblick auf geografische Zuordnungen und Gebietsbezeichnungen in veröffentlichten Karten und Institutionsadressen neutral.

Springer ist ein Imprint der eingetragenen Gesellschaft Springer-Verlag GmbH, DE und ist ein Teil von Springer Nature.
Die Anschrift der Gesellschaft ist: Heidelberger Platz 3, 14197 Berlin, Germany

Wenn Sie dieses Produkt entsorgen, geben Sie das Papier bitte zum Recycling.

Was Sie in diesem *essential* finden können

- Gliederung von akuten und chronischen Covid-Symptomen
- Screeningverfahren zu begleitenden Erkrankungen bei Covid-Infektion
- Multimodale Therapieoptionen für Physiotherapeuten, Ergotherapeuten und Ärzte
- Evidenzbasierte Strategien zur Behandlung von Post-Covid

Hinweis

Es sei darauf hingewiesen, dass sämtliche zum Download bereitgestellten Fragebögen und Anleitungen keiner Validierung unterzogen wurden. Sie dienen als Hilfsmittel zur Entscheidungsfindung oder als Anregung für eine individuelle Befragung.

Inhaltsverzeichnis

1 **Basiswissen COVID** 1
   1.1 Was ist Covid? 1
   1.2 Varianten und deren Auswirkungen 3
   1.3 Spätfolgen von Covid 5
      1.3.1 Fatigue 6
      1.3.2 POTS 11
      1.3.3 Small Fiber Neuropathie 12

2 **Screeningverfahren und diagnostische Kriterien** 15
   2.1 Grundlage: Biopsychosoziales Modell 15
   2.2 Flaggensystem 21
   2.3 Ausschluss PEM 23
   2.4 Ausschluss einer stillen Hypoxie 24
   2.5 Ausschluss POTS 24
   2.6 Ausschluss einer Small Fiber Neuropathie 25
   2.7 Ausschluss kognitiver Störungen 26
   2.8 Zusätzliche empfohlene ärztliche Untersuchungen 26

3 **Behandlungsempfehlungen typischer Symptome** 29
   3.1 Stille Hypoxie 29
   3.2 Kognitive Störungen 30
   3.3 Apnoe und Atembeschwerden 31
   3.4 Myalgische Enzephalomyelitis/das Chronische Fatigue Syndrom/Post Exertionelle Malaise 31
   3.5 Fatigue ohne PEM 37
   3.6 Post Covid Kopfschmerz 41

3.7	Pulsvariationen	42
3.8	Small Fiber Neuropathie	42
3.9	POTS	44
3.10	Teletherapie	46

Was Sie aus diesem *essential* mitnehmen können 49

Literatur 51

Basiswissen COVID 1

1.1 Was ist Covid?

SARS-CoV-2 (Severe Acute Respiratory Syndrome Coronavirus Type 2) ist ein identifiziertes Betacoronavirus, welches als Auslöser von COVD-19 (Coronavirus Disease) im Jahr 2020 definiert wurde. Zu den Beta-Coronaviren zählen zudem das SARS-Coronavirus sowie das MERS-Coronavirus. Das Robert-Koch-Institut (2021) führt aus, dass das Enzym ACE-2 (Angiotensin-Converting-Enzym) als Rezeptor genutzt wird, um das Eindringen des Virus in Wirtszellen zu ermöglichen.

Hohes Vorkommen des ACE-2-Proteins (Guan et al. 2020)

1. Herzmuskel
2. Gefäßzellen
3. Atemwegen
4. Niere
5. Darm

Laut Angaben der Weltgesundheitsorganisation wurden bis April 2023 weltweit mehr als 760 Mio. Fälle der Coronavirus-Krankheit 2019 (COVID-19) bestätigt (Scholkmann und May 2023).

Ergänzende Information Die elektronische Version dieses Kapitels enthält Zusatzmaterial, auf das über folgenden Link zugegriffen werden kann https://doi.org/10.1007/978-3-662-71308-2_1.

© Der/die Autor(en), exklusiv lizenziert an Springer-Verlag GmbH, DE, ein Teil von Springer Nature 2025
J. Streeck und D. Ayzikov, *Long- und Post-Covid-Syndrom*, essentials, https://doi.org/10.1007/978-3-662-71308-2_1

Darüber hinaus besteht die Möglichkeit einer Bindung des Virus an den RAGE-Rezeptor, welcher ebenfalls als Rezeptor für den ACE2-Rezeptor fungiert. Monozyten stellen die größten weißen Blutkörperchen dar und fungieren als effektive Fresszellen, welche Bakterien und Zelltrümmer aufnehmen und verdauen. Die Aktivierung des RAGE-Rezeptors geht bei Patientinnen und Patienten mit einer Infektion durch das SARS-CoV-2-Virus mit einer signifikant verschlechterten Prognose einher. (Angioni et al. 2023) Der RAGE-Rezeptor konnte auf der Oberfläche bestimmter menschlicher Immunzellen identifiziert werden, wodurch die Bindung des SARS-CoV-2-Virus ermöglicht und folglich dessen Eindringen in die Zellen gefördert wird. Es wird angenommen, dass die Aktivierung des RAGE-Signalwegs in Monozyten mit schweren postinflammatorischen Erkrankungen, Diabetes mellitus und Adipositas assoziiert ist. (Salehi 2023) Auch eine leichte Infektion kann eine Beeinflussung der Blutzellen zur Folge haben (Grau et al. 2022).

Folgen der Infektion über ACE2 und RAGE: Entzündungen und Multiorganerkrankungen
Dies kann zu einer erschwerten Nachvollziehbarkeit einer klinischen Differenzierung führen. In diesem Kontext stellt sich die Frage, ob die Beschwerden mit oder ohne Covid vorhanden sind. Die vorliegenden Untersuchungen betreffen bereits die Fachgebiete Neurologie (Dai et al. 2023), Innere Medizin (Nainggolan et al. 2023) und Orthopädie (Hu et al. 2023).

Exosomen sind von entscheidender Bedeutung für die interzelluläre Kommunikation und spielen eine wesentliche Rolle bei neurodegenerativen Erkrankungen. Es konnte nachgewiesen werden, dass das Severe Acute Respiratory Syndrome (SARS)-Coronavirus-2 (SARS-CoV-2) die Funktion von Exosomen modifiziert, indem es deren Ladung verändert. Infolgedessen werden die Exosomen zu einem Vehikel für die Virusverbreitung. Infolgedessen können die SARS-CoV-2-verwandten Exosomen das genetische Material von SARS-CoV-2 und virale Proteine effizient aus der Peripherie, d. h. aus dem Darm oder der Lunge, oder aus anderen Geweben über die Blut-Hirn-Schranke in das ZNS transportieren. (Mysiris et al. 2022) In diesem Prozess scheint die sogenannte Dysautonomie zu entstehen. Entzündliche Prozesse, deren Ursprung im Nervus vagus im Hirnstamm lokalisiert wird, manifestieren sich (Woo et al. 2023).

Es lässt sich vermuten, dass der Prozess der Virusüberwindung der Blut-Hirn-Schranke eine wesentliche Rolle bei der Genese diverser Symptome spielt. (Leng et al. 2023)

1.2 Varianten und deren Auswirkungen

- Dysautomie
- vegetative Komponenten
- Fatigue/ME/CFS PEM
- stille Hypoxie
- Brainfog
- verschiedene neurologische Auffälligkeiten

Zusammenfassung
Es bestehen diverse Möglichkeiten, auf welche Weise eine Schädigung des Körpers durch das Virus erfolgen kann. Bisher konnten folgende Übertragungswege identifiziert werden:

- **über ACE2**
- **über AGER**
- **über Exosomen**
- **über die Bluthirnschranke**

1.2 Varianten und deren Auswirkungen

Das schwere akute respiratorische Syndrom Coronavirus 2 (SARS-CoV-2), der Erreger der Coronavirus-Krankheit 2019 (COVID-19), hat global mehr als 179 Mio. Infektionen und 3,8 Mio. Todesfälle verursacht. Darüber hinaus wurden neue mutierte Stämme von SARS-CoV-2 beobachtet, die immunsuppressive Eigenschaften und eine erhöhte Infektiosität aufweisen. (Forchette et al. 2021). Die verschiedenen Mutationen (z. B. Alpha, Beta, Gamma und Delta) sind in unterschiedlichen Stämmen lokalisiert, wobei die meisten im S-Protein zu finden sind (Khoury et al. 2021). Seit Ende 2021 ist lediglich die Variante Omikron mit zahlreichen Subvarianten von Relevanz. Die Variante Delta, die mit der schwersten Ausprägung des Lungenversagens (ARDS) assoziiert ist, ist für die höchste Zahl der Todesfälle verantwortlich. Seit der Verbreitung von Omikron konnte sowohl ein Rückgang der Hospitalisierungen als auch der Mortalität beobachtet werden (Prost et al. 2022). Seit der Delta-Variante besteht zudem das Risiko einer Erkrankung an Longcovid, welche auch bei Kindern auftreten kann. In der Anfangsphase der Pandemie wurden lediglich Einzelfälle von Kindern mit Kawasaki-Syndrom beobachtet. (Kabeerdoos et al. 2021) Gegenwärtig manifestiert sich das ARDS (Acute Respiratory Distress Syndrome) in milder Form und stellt lediglich bei Patienten mit stark eingeschränkter Immunabwehr eine lebensbedrohliche Komplikation dar. (Peng et al. 2022)

Symptome einer akuten Infektion (Lippi et al.2023)

1. Husten, Kopfschmerzen, Halsschmerzen, Veränderungen/Verlust des Geruchs- oder Geschmackssinns
2. Übelkeit, Durchfall, Magenschmerzen, Appetitlosigkeit
3. Schmerzen oder Engegefühl in der Brust
4. Schlafschwierigkeiten (Schlaflosigkeit)
5. Kribbeln und Nadeln
6. Tinnitus, Ohrenschmerzen
7. Depressionen und Angstzustände
8. Hautausschläge

Die Unterscheidung zwischen einer gewöhnlichen Erkältung und einer Erkrankung, die durch Coronaviren verursacht wird, ist eine Herausforderung, da lediglich der typische Geruchsverlust als diagnostischer Indikator zur Verfügung steht. Es sei darauf hingewiesen, dass nicht jeder Patient von einem Geruchsverlust betroffen ist, sodass auch eine Influenza-Infektion in Erwägung gezogen werden muss. Daher ist die Durchführung eines Tests mittels Schnelltest oder PCR-Test indiziert. (Cabrera et al. 2024) Bei einer bevorstehenden Operation ist die Durchführung eines PCR-Tests zum Ausschluss einer COVD-Infektion dringend zu empfehlen. Eine akute Infektion kann auch ohne Symptome einen entscheidenden Einfluss auf den Heilungsverlauf haben (Li et al. 2023).

▶ **Ab welchem Zeitpunkt nach einer Infektion darf wieder Sport betrieben werden?**
Diese Empfehlung findet Anwendung bei Kindern sowie Erwachsenen. (Byrne et al. 2023)

1. Die betreffende Person ist symptomfrei. In diesem Fall ist es empfehlenswert, mindestens 14 Tage nach einem negativen Test auf sportliche Aktivitäten mit hoher Intensität zu verzichten.
2. Bei vorliegenden Symptomen ohne einer Lungenentzündung oder einer Myokarditis. Es wird empfohlen, zwei bis vier Wochen nach Abklingen der Symptome keinerlei sportliche Aktivitäten auszuüben.
3. Nach Abklingen einer Lungenentzündung wird Sportlern empfohlen, für einen Zeitraum von mindestens vier Wochen auf sportliche Aktivitäten zu verzichten.

1.3 Spätfolgen von Covid

4. Sportler, bei denen eine Myokarditis diagnostiziert wurde, sollten mindestens drei Monate (bis zu sechs Monate) nach Abklingen der Myokarditis keine sportlichen Aktivitäten ausüben (Sportpause).

1.3 Spätfolgen von Covid

Long-Covid: andauernde oder neu auftretende Symptome länger als 4 Wochen
Post-Covid: andauernde oder neu auftretende Symptome länger als 12 Wochen (Sinan und Taylor (2020).
Als Spätfolge der Erkrankung können akute Probleme persistieren.

- stille Hypoxie (vgl. Elmer et al. 2021; Devaux et al. 2023)
- Pulsschwankungen/Blutdruckschwankungen (Vgl. Miętkiewska-Szwacka et al. 2023; Sewanan et al. 2023)
- dauerhaftes Erschöpfungsgefühl (Fatigue) (Yong 2021)
- verminderte Leistungsfähigkeit (Yong 2021)
- Muskel-, Glieder- und Kopfschmerzen (Yong 2021)
- Kurzatmigkeit bzw. das Gefühl, dass der Atem „stockt", Schmerzen beim Atmen, Probleme beim Riechen und Schmecken, trockener Husten, Reizhusten (Yong 2021)
- Stimmungsveränderungen, depressive Verstimmung (Yong 2021)
- Sprechstörungen (Yong 2021)
- Konzentrationsstörungen (sog. „Brain Fog") (Yong 2021)
- Brust- und Herzbeschwerden (Herzstolpern, -pochen) (Yong 2021)
- Kribbeln in Händen und/oder Füßen (Yong 2021)
- Haarausfall (Yong 2021)
- Schwindel (Yong 2021)
- Libidoverlust (Yong 2021)

Mögliche Spätfolgen sind:

- Fatigue (Fatigue, ME/CFS, PEM) (Asadi-Pooya et al. 2022)
- Anhaltende Konzentrations- und Gedächtnisprobleme („Brain Fog") (Asadi-Pooya et al. 2022)
- Kombination mit neurologisch-motorischen Defiziten (Asadi-Pooya et al. 2022)
- chronische Kurzatmigkeit und anhaltender Husten, Reizhusten (Hanson et al. 2022; Munblit et al. 2022)

- stille Hypoxie (Cajanding 2022)
- Organschäden (Greer et al. 2022)
- Herzversagen, Vorhofflimmern, koronare Herzkrankheit (Al-Aly et al. 2023)
- Tiefe Venenthrombosen, Gefäßentzündungen (Lam et al. 2023; Nalbandian et al. 2021)
- chronische Lungenerkrankungen, interstitielle Lungenerkrankungen, Lungenschäden (Al-Aly et al. 2023)
- Krampfanfälle, Angststörungen, posttraumatische Belastungsstörungen (Lam et al. 2023; Nalbandian et al. 2021)
- akute Nierenverletzungen, Pankreatitiden, Mikrobiomschäden (Lam et al. 2023; Nalbandian et al. 2021)
- isolierte Organschäden, Multiorganschäden (Petersen et al. 2022)
- Diabetes mellitus (van den Boom 2022).
- Autoimmunerkrankungen (Hashimoto-Thyreoiditis, rheumatoide Arthritis oder Sjögren-Syndrom) (Tesch et al. 2023)
- Dysautomien (z. B. POTS) (Fedorowski et al. 2023)
- Small Fiber Neuropathien (Finsterer 2022)
- Morbus Alzheimer, Morbus Parkinson (Rahmathi et al. 2023)
- Reaktivierungen alter Virusinfektionen (Eppstein-Barr-Virus, Herpesviren) (Bernal und Whitehurst 2023; Shafiee et al. 2023)
- Infertilität (Ata et al. 2023)
- Schwangerschafts- und Geburtskomplikationen (Rahmati et al. 2023; Stock et al. 2023)
- Wundheilungkomplikationen (Davis et al. 2023)
- gastrointestinale Karzinome, Brustkrebs (Li et al. 2023)
- epigenetische Erkrankungen früher auslösen (Wang et al. 2023).

Die aufgeführten Symptome und Erkrankungen können sowohl isoliert als auch in Kombination auftreten (Nittas et al. 2022; de Oliveira Almeida et al. 2023; Thaweethai et al. 2023). Inzwischen sind über 200 Post-Covid-Symptome bekannt, wodurch das Risiko einer fehlerhaften Diagnose steigt. Aufgrund der bekannten Symptome besteht die Möglichkeit einer Verwechslung mit anderen Krankheiten (Davis et al. 2023).

1.3.1 Fatigue

Nach einer Infektion manifestieren sich bei einem Teil der Betroffenen Müdigkeits- und Erschöpfungssymptome. Diese können mit den Symptomen

4. Sportler, bei denen eine Myokarditis diagnostiziert wurde, sollten mindestens drei Monate (bis zu sechs Monate) nach Abklingen der Myokarditis keine sportlichen Aktivitäten ausüben (Sportpause).

1.3 Spätfolgen von Covid

Long-Covid: andauernde oder neu auftretende Symptome länger als 4 Wochen
Post-Covid: andauernde oder neu auftretende Symptome länger als 12 Wochen (Sinan und Taylor (2020).
Als Spätfolge der Erkrankung können akute Probleme persistieren.

- stille Hypoxie (vgl. Elmer et al. 2021; Devaux et al. 2023)
- Pulsschwankungen/Blutdruckschwankungen (Vgl. Miętkiewska-Szwacka et al. 2023; Sewanan et al. 2023)
- dauerhaftes Erschöpfungsgefühl (Fatigue) (Yong 2021)
- verminderte Leistungsfähigkeit (Yong 2021)
- Muskel-, Glieder- und Kopfschmerzen (Yong 2021)
- Kurzatmigkeit bzw. das Gefühl, dass der Atem „stockt", Schmerzen beim Atmen, Probleme beim Riechen und Schmecken, trockener Husten, Reizhusten (Yong 2021)
- Stimmungsveränderungen, depressive Verstimmung (Yong 2021)
- Sprechstörungen (Yong 2021)
- Konzentrationsstörungen (sog. „Brain Fog") (Yong 2021)
- Brust- und Herzbeschwerden (Herzstolpern, -pochen) (Yong 2021)
- Kribbeln in Händen und/oder Füßen (Yong 2021)
- Haarausfall (Yong 2021)
- Schwindel (Yong 2021)
- Libidoverlust (Yong 2021)

Mögliche Spätfolgen sind:

- Fatigue (Fatigue, ME/CFS, PEM) (Asadi-Pooya et al. 2022)
- Anhaltende Konzentrations- und Gedächtnisprobleme („Brain Fog") (Asadi-Pooya et al. 2022)
- Kombination mit neurologisch-motorischen Defiziten (Asadi-Pooya et al. 2022)
- chronische Kurzatmigkeit und anhaltender Husten, Reizhusten (Hanson et al. 2022; Munblit et al. 2022)

- stille Hypoxie (Cajanding 2022)
- Organschäden (Greer et al. 2022)
- Herzversagen, Vorhofflimmern, koronare Herzkrankheit (Al-Aly et al. 2023)
- Tiefe Venenthrombosen, Gefäßentzündungen (Lam et al. 2023; Nalbandian et al. 2021)
- chronische Lungenerkrankungen, interstitielle Lungenerkrankungen, Lungenschäden (Al-Aly et al. 2023)
- Krampfanfälle, Angststörungen, posttraumatische Belastungsstörungen (Lam et al. 2023; Nalbandian et al. 2021)
- akute Nierenverletzungen, Pankreatitiden, Mikrobiomschäden (Lam et al. 2023; Nalbandian et al. 2021)
- isolierte Organschäden, Multiorganschäden (Petersen et al. 2022)
- Diabetes mellitus (van den Boom 2022).
- Autoimmunerkrankungen (Hashimoto-Thyreoiditis, rheumatoide Arthritis oder Sjögren-Syndrom) (Tesch et al. 2023)
- Dysautomien (z. B. POTS) (Fedorowski et al. 2023)
- Small Fiber Neuropathien (Finsterer 2022)
- Morbus Alzheimer, Morbus Parkinson (Rahmathi et al. 2023)
- Reaktivierungen alter Virusinfektionen (Eppstein-Barr-Virus, Herpesviren) (Bernal und Whitehurst 2023; Shafiee et al. 2023)
- Infertilität (Ata et al. 2023)
- Schwangerschafts- und Geburtskomplikationen (Rahmati et al. 2023; Stock et al. 2023)
- Wundheilungskomplikationen (Davis et al. 2023)
- gastrointestinale Karzinome, Brustkrebs (Li et al. 2023)
- epigenetische Erkrankungen früher auslösen (Wang et al. 2023).

Die aufgeführten Symptome und Erkrankungen können sowohl isoliert als auch in Kombination auftreten (Nittas et al. 2022; de Oliveira Almeida et al. 2023; Thaweethai et al. 2023). Inzwischen sind über 200 Post-Covid-Symptome bekannt, wodurch das Risiko einer fehlerhaften Diagnose steigt. Aufgrund der bekannten Symptome besteht die Möglichkeit einer Verwechslung mit anderen Krankheiten (Davis et al. 2023).

1.3.1 Fatigue

Nach einer Infektion manifestieren sich bei einem Teil der Betroffenen Müdigkeits- und Erschöpfungssymptome. Diese können mit den Symptomen

1.3 Spätfolgen von Covid

einer ME/CFS-Erkrankung assoziiert sein. Wie bereits dargelegt, kann eine ME/CFS-Erkrankung auch durch das Virus des Corona-Krankheitsbilds hervorgerufen werden. Die Ausprägungen von Müdigkeit bis hin zu Erschöpfung können dabei unterschiedlich stark sein (Wong und Weitzer, 2021). Die Ätiologie der ME/CFS ist bislang nicht vollständig geklärt. Aktuellen Erkenntnissen zufolge könnten Immunreaktionen nach Virusinfektionen eine wesentliche Rolle spielen. Es besteht eine gewisse Überlappung mit dem Post-Covid-Syndrom (Grach et al. 2023). Zunächst ist festzuhalten, dass Fatigue in unterschiedlichen Ausprägungen auftreten kann. Mit zunehmender Stärke der Fatigue-Ausprägung nimmt die Anzahl der auftretenden sekundären Symptome zu (Ceban 2022). Es konnte beobachtet werden, dass nicht alle Patienten, die an einer post-Covid-Erkrankung leiden, von einer gleich starken Fatigue betroffen sind. In diesem Zusammenhang sind Unterschiede festzustellen. Im Rahmen der Diagnostik sollte eine Differenzierung der schwerwiegenden Ausprägung der Erkrankung erfolgen, um auf dieser Grundlage eine dosierte Belastungstherapie oder deren Verzicht auf Basis einer ausführlichen Testung und Befragung bestimmen zu können. Bei den Patienten manifestieren sich Symptome wie Müdigkeit. Es sei darauf hingewiesen, dass eine synonyme Verwendung der Begriffe „Müdigkeit" und „Erschöpfung" (Hausotter 2023) nicht zielführend ist. Das Krankheitsbild der ME/CFS ist durch schwerwiegende, lang anhaltende Funktionsbeeinträchtigungen auf körperlicher und psychischer Ebene gekennzeichnet (Hausotter 2023). Bereits nach geringer körperlicher Belastung manifestieren sich ausgeprägte Funktionsverschlechterungen, welche zu einer persistierenden Beeinträchtigung der Alltagsfunktionen sowie zu einem Verlust an Lebensqualität und sozialer Teilhabe führen (Kedor et al. 2022).

Post-exertionelle Malaise (PEM)

- Wiederaufflammens der Symptome
- Auftreten neuer Symptome
- Auftreten 12 bis 48 h später
- Auslöser (körperliche Aktivität, kognitive Überanstrengung, sensorische Überforderung)
- Zeitraum der Erholung (Tage, Wochen, Monate) (Chu et al. 2018).

Myalgische Enzephalomyelitis/chronisches Erschöpfungssyndrom wird in der Literatur häufig mit viralen Vorinfektionen in Verbindung gebracht (Clayton 2015).

Ausbrüche von ME/CFS nach Infektionen (Shikova et al. 2020):

- Epstein-Barr-Virus
- Herpesviren (HHV-6, HHV-7)
- Cytomegaloviren
- Enteroviren
- Coronaviren

Andere Möglichkeiten für Ausbrüche von ME/CFS (Davis et al. 2023):

- physiologische Stressfaktoren
- chirurgische Eingriffe
- Traumata
- immunologische Störungen

INFO FENSTER (PEM; PENE; PESE)
Post-Exertional Malaise (PEM)
PEM bezeichnet eine anhaltende Verschlechterung nach körperlicher oder kognitiver Anstrengung, die unverhältnismäßig zur Belastung ist. Symptome sind extreme Erschöpfung, Muskelschmerzen, „Brain Fog", grippeähnliche Beschwerden und Kreislaufprobleme (Carruthers et al. 2011). Die Beschwerden treten verzögert (24–48 Std.) auf und können Tage bis Wochen anhalten (Jason et al. 2008). PEM ist ein Hauptkriterium für ME/CFS (Institute of Medicine, 2015) und häufig bei Long COVID (Komaroff und Lipkin 2021).

Post-Exertional Neuroimmune Exhaustion (PENE)
PENE ist eine durch neuroimmunologische Dysregulation ausgelöste Erschöpfung nach Belastung (Carruthers et al. 2011). Neben extremer Müdigkeit treten kognitive Einschränkungen, Immundysfunktion und Kreislaufprobleme auf (Rasa et al. 2018). Die Erholung dauert oft Tage bis Wochen, eine Rückkehr zum vorherigen Aktivitätsniveau ist meist nicht möglich (Carruthers et al. 2011). PENE ist ein diagnostisches Kriterium der International Consensus Criteria für ME/CFS (Carruthers et al. 2011).

Post-Exertional Symptom Exacerbation (PESE)
PESE beschreibt die Verschlechterung bestehender oder das Auftreten neuer Symptome nach Belastung (Komaroff und Lipkin, 2021). Typische Beschwerden sind Müdigkeit, Schmerzen, Kreislaufprobleme und Atemnot (Rasa et al. 2018). Die Symptome sind meist vorübergehend, können aber mehrere Tage anhalten (Jason

et al. 2012). PESE wird oft mit Post-COVID in Verbindung gebracht, ist aber weniger klar definiert als PEM und PENE (Komaroff und Lipkin 2021).

Differentialdiagnostik
Im Rahmen einer differenzialdiagnostischen Abklärung sollten folgende Erkrankungen berücksichtigt werden: Diese Krankheiten zeigen eine gewisse Ähnlichkeit im Rahmen der Fatigue, weisen jedoch unterschiedliche therapeutische Ansätze auf (Dukes et al. 2021).

Rheumatologie
Undifferenzierter Kollagenose/PMR/Sjögren-Syndrom (André und Böcke 2022)
    Fibromyalgie (Häuser et al. 2019)
    M. Bechterew/Psoriasisarthritis (Wu et al. 2015; Ayala 2007)

Endokrinologie/Gynäkologie
Hashimoto-Thyreoiditis (Jervis et al. 2019)
    Endometriose (DiBenedetti et al. 2020)

Hämatologie/Onkologie
Tumorfatigue (Bower 2014)

Infektionskrankheiten
Chronische Hepatitiden (Paparoupa et al. 2016)
    Lyme-Borreliose (Halperin 2015)

Gastroenterologie
Chronisch-entzündlichen Darmerkrankungen (CED) (Nocerino et al. 2019)
    Zöliakie (Siniscalchi et al. 2005)
    Reizdarm-Syndrom (El-Salhy 2023)
    primär biliären Cholangitis (Leo et al. 2020)
    primär sklerosierenden Cholangitis (PBC/PSC) (Jopson et al. 2016)

Neurologie
HWS-Spinalstenosen/Instabilität (Ramírez-Paesano et al. 2023)
    Myasthenia gravis (Gilhus 2021)
    Multiple Sklerose (Manjaly et al. 2019)
    Info: Der vorliegende Fragebogen dient dazu, ein Indikationsfenster für ein weiteres ärztliches Vorgehen zu eröffnen, indem er die Kenntnis verschiedener Erkrankungen dokumentiert (rote Flagge).

CFS Begleiterkrankungen
Es ist von essentieller Signifikanz, sämtliche Krankheiten einer differentialdiagnostischen Testung zu unterziehen, um eine Vermischung von Symptomen zu vermeiden. Es sei darauf hingewiesen, dass alle genannten Krankheiten auch als Begleiterkrankungen von ME/CFS auftreten können.

Immunologie
Immunglobulinmangel (Wågström et al. 2022)
  Infektneigung (Tackey et al. 2024)
  Mast-Cell-Aktivierungs-Syndrom (Conway et al. 2024)
  schwere Allergien (Baraniuk et al. 2004)

Rheumatologie
Fibromyalgie (McKay et al. 2021)
  Ehlers-Danlos-Syndroms (Hakim et al. 2017)
  Sicca-Symptomen (Warren et al. 2013)
  Sjögren-Syndroms (Kim et al. 2023)

Autonomen Dysfunktionen
POTS, Ruhetachykardie, orthostatische Hypotonie (Van Campen et al. 2020; Wirth und Löhn 2023)

Gastroenterologie
Reizdarmsyndrom (Kleinstädter et al. 2023)
  Nahrungsmittelintoleranzen (Bested und Marshall 2015)

Neurologie
HWS-Instabilität, Spinalstenosen (Ramírez-Paesano et al. 2023)
  Small Fiber Neuropathien (Azcue et al. 2023)
  Migräne (Nirenberg et al. 2018)

Schlafbezogenen Komorbiditäten
Schlafapnoe, Restless-Legs-Syndrom (Pajediene et al. 2018).

Endokrinologie/Gynäkologie
Hashimoto-Thyreoiditis (Sun et al. 2023)
  Mastzellaktivierungssyndrom (Nguyen et al. 2017)
  Metabolisches Syndrom (Tomas und Newton 2018)
  Endometriose (DiBenedetti et al. 2020)

1.3 Spätfolgen von Covid

Bei der Betrachtung der Komorbiditäten sowie ausgewählter Erkrankungen lassen sich Parallelen zu Long- oder Post-Covid-Zuständen erkennen, sodass eine Zuordnung derselben zu bestimmten Krankheitsbildern möglich erscheint. Allerdings besteht bislang keine Möglichkeit einer diagnostischen Differenzierung in diesem Bereich (Latimer et al. 2023).

Zusammenfassung:
Im Rahmen der Diagnose von ME/CFS ist die Anwendung zahlreicher Screening- und Differentialdiagnostikverfahren erforderlich, um eine korrekte und valide Diagnose stellen zu können. Die Symptome und Komorbiditäten sind vielseitig und können Parallelen aufweisen. Das pathognomonische Symptom von ME/CFS ist die Erschöpfung nach körperlicher Anstrengung, die zugleich eine Voraussetzung dafür ist, dass die aktuellen Diagnosekriterien erfüllt sind. Bei einem signifikanten Anteil der Patientinnen und Patienten treten jedoch zusätzlich Symptome in verschiedenen Systemen auf. Die genannten Symptome müssen eine signifikante Beeinträchtigung darstellen und seit mindestens sechs Monaten bestehen.

1.3.2 POTS

In diesem Kontext sei auf das posturale Tachykardiesyndrom verwiesen, eine Form der Dysautonomie, die sich insbesondere durch einen abnormen Anstieg der Herzfrequenz beim Hinsetzen oder Aufstehen manifestiert.
Begleitsymptome:
Schwindel, Kopfschmerzen, Müdigkeit, Ohnmacht (Synkopen) (Vernino et al. 2021)
Verschiedene Formen:

- Autoimmunes POTS (Aboseif et al.2023)
- Neurogenes POTS (Benarroch 2012)
- Hypermobiles POTS (Grigoriou et al. 2014)
- Inflammatorisches POTS (Gunning et al. 2021)
- Histaminempfindliches POTS (Kohno et al. 2021)
- Hypovolämisches POTS (Angeli et al. 2024)
- Hyperadregenes POTS (Angeli et al. 2024)

Die Entstehung aller Formen kann durch die Erkrankung an COVID erklärt werden (Ryabkova et al. 2024). Auch bei der Entstehung von Migräne kann POTS als auslösender Faktor eine Rolle spielen. Daher ist es empfehlenswert, im Rahmen der Migräne-Diagnostik auch eine Testung auf POTS durchzuführen (Mueller und Robinson-Papp 2022).

1.3.3 Small Fiber Neuropathie

Die sensorische Small Fiber Neuropathie (SFSN) ist eine Erkrankung, bei der ausschließlich die kleinen sensorischen Hautnerven betroffen sind. In der überwiegenden Zahl der Fälle manifestieren sich die Empfindungsstörungen zunächst in den Füßen und breiten sich dann in Richtung der oberen Extremitäten aus. Bei den betroffenen Patienten liegt eine sogenannte längenabhängige Small Fiber Neuropathy (SFSN) vor. (Strand et al. 2022)

Symptome:
Sensorische Pathologie

- Kälteempfindungen: Gefühl von Frostbeulen
- Hitzeempfindungen: Hitze oder Rötung
- Missempfindungen: Kribbeln oder stechender Schmerz, Taubheitsgefühl

Neuropathischer Schmerz

- Small Fiber Neuropathien sind dem neuropathischen Schmerz zuzuordnen. (Cascio und Mukhdomi 2024)

Sekundäre Symptome (Cascio und Mukhdomi 2024)
Kardiovaskuläre Symptome:

- Schwindel, Ohnmacht oder orthostatische Hypotonie (Blutdruckabfall beim Aufstehen) → POTS als Begleitsymptom
- Herzklopfen, unregelmäßiger Herzschlag oder Brustschmerzen

Gastrointestinale Symptome:

- Verstopfung, Durchfall, Blähungen, Übelkeit oder Erbrechen

Sekretionsstörungen:

- Trockene Augen, trockener Mund oder Schluckbeschwerden

1.3 Spätfolgen von Covid

Urogenitale Symptome:

- Harnverhalt, Inkontinenz oder sexuelle Funktionsstörungen

Dysfunktion der Schweißregulation:

- Übermäßiges Schwitzen, vermindertes Schwitzen oder abnormale Schwitzmuster

Hautveränderungen:

- Hautverfärbungen wie Rötung, Bläue oder Fleckenbildung

Sensorische Schädigung (Cascio und Mukhdomi 2024)
Ungewöhnliche Empfindungen:

- Schmerzen bei leichter Berührung
- Brennen
- Taubheit
- Kribbeln
- Gleichgewichtsprobleme

Schädigung des motorischen Nervs (Cascio und Mukhdomi 2024)

- Muskelkrämpfe
- Zuckungen
- Reflexanomalien

Schädigung des autonomen Nervensystems (Cascio und Mukhdomi 2024)

- Übermäßiges Schwitzen
- Wärmeunverträglichkeit
- Schnelles Sättigungsgefühl
- Impotenz
- Orthostatische Hypotonie (Schwindel oder Ohnmacht nach dem Aufstehen)

Darüber hinaus ist von Relevanz, dass eine Entzündung der Nerven und Gefäße der Extremität sowie des Hinterhorns im Rückenmark zeitgleich stattfindet. Die zeitliche Komponente spielt eine entscheidende Rolle. Die Neuroinflammation führt zu einer Schädigung der Nerven an den Extremitäten, was wiederum dazu führt, dass die dort befindlichen Mikrogefäße nicht mehr von den Nerven versorgt werden können. Infolgedessen kommt es zum Versagen dieser Gefäße, was wiederum die Gefäßversorgung des Nervs aufhebt. Infolge dessen ist bei einer Small Fiber Neuropathie eine zeitnahe Therapie von essentieller Bedeutung (Gendre et al. 2024).

Screeningverfahren und diagnostische Kriterien

2.1 Grundlage: Biopsychosoziales Modell

Das biopsychosoziale Modell findet Anwendung als Screening-Modell mit der Intention der Identifikation potenzieller Hindernisse für die Behandlung. Die Gesundheit bzw. Erkrankung eines jeden Patienten ist als individuell zu betrachten. In der Befundbefragung kann das Modell als eine Art Schablone verwendet werden, wobei die konkrete Ausgestaltung der Befragung von Therapeut zu Therapeut variiert. Das Modell ermöglicht die Ableitung potenzieller Gefahren für den Patienten bzw. Therapeuten, wobei jedoch anzumerken ist, dass diese drei Abschnitte nicht als getrennt voneinander zu betrachten sind, sondern vielmehr eine interaktive Beziehung zueinander aufweisen und sich gegenseitig beeinflussen (Fricchione 2023).

Biologische Faktoren beim BPS-Modell (Lugg 2022)

- Gelenkpathologie
- Inflammation
- Genetik
- Nozizeption

Hinsichtlich der biologischen Faktoren werden keine Symptome genannt. Die vorliegenden Symptome lassen sich auf biologische Ursachen zurückführen. In

---

Ergänzende Information Die elektronische Version dieses Kapitels enthält Zusatzmaterial, auf das über folgenden Link zugegriffen werden kann https://doi.org/10.1007/978-3-662-71308-2_2.

diesem Zusammenhang ist zu eruieren, welche biologischen Faktoren beim Patienten vorliegen. Wiederkehrende Entzündungen können als Indikator für einen chronischen Prozess interpretiert werden. In Konsequenz dessen ist bei dem Patienten eine Veränderung der Nozizeption zu erwarten. In diesem Kontext ist es für den Therapeuten von entscheidender Bedeutung, eine Differenzierung zwischen akuten und chronischen Situationen vorzunehmen (Cohen et al. 2021).

Im Folgenden werden einzelne Beispiele aus dem Bereich „Biologisch" aus dem BPS-Modell dargestellt.

Gelenkpathologie
- Fraktur
- Arthrose
- Meniskusverletzung
- Kreuzbandruptur

In Abhängigkeit von der genetischen Disposition sowie der Dauer der Heilungsphase können einzelne Aspekte im Verlauf unterschiedlich ausgeprägt sein (Pastor et al. 2021).

Inflammation:
Dies bezeichnet die Reaktion des körpereigenen Abwehrsystems auf einen Reiz.

- bakteriell
- viral
- verletzungsbedingt
- Überlastung

Bei der Betrachtung von Entzündungsprozessen, wie sie beispielsweise bei Rheuma, Tennisarm, Streptokokken- oder Grippeerkrankungen auftreten, ist zu berücksichtigen, dass sowohl interne als auch externe Faktoren eine Rolle spielen können. Eine Inflammation kann grundsätzlich als ein normaler Prozess betrachtet werden. Im Rahmen einer peripheren Sensibilisierung oder bei Infektionen ist das Auftreten einer Entzündung nicht ungewöhnlich. Chronische Entzündungen hingegen sind stets das Resultat einer Pathologie (Roe 2021).

Genetik
Der Terminus „genetisch bedingte Krankheiten" umfasst diejenigen Erkrankungen, deren Ätiologie auf einer Modifikation des genetischen Materials, d. h. einer Mutation der DNA, beruht. Als Beispiele können die folgenden Erkrankungen angeführt werden (Zhang et al. 2020)

2.1 Grundlage: Biopsychosoziales Modell

Genetisch bedingten Krankheiten (D'Agnelli et al. 2019):

- Übergewicht
- Allergien
- Autoimmunerkrankungen
- Bluthochdruck
- Depressionen
- Fibromyalgie

Nozizeption
Der Begriff „Nozizeption" bezeichnet den Prozess der Kodierung schädlicher Reize durch das sensorische Nervensystem. Auch dies kann genetisch determiniert sein und unterliegt zudem epigenetischen Einflüssen (Sneddon 2018). In der Konsequenz lässt sich festhalten, dass die individuellen Gesundheitsressourcen und -potenziale von den gegebenen und eintretenden biologischen Faktoren beeinflusst werden, sowohl in der Gegenwart als auch in der Zukunft (Gialluisi et al. 2020).

Psychologische Faktoren beim BPS-Modell (Lugg 2022)

- Stimmung/Emotion
- Katastrophisierung
- Coping
- Stress

Stimmung/Emotion
Die Wechselwirkung zwischen inneren und äußeren Ereignissen kann sich nachteilig auf die körperliche Gesundheit auswirken. Wird dieser Zusammenhang nicht erkannt, kann dies zur Folge haben, dass sich eine Vielzahl von lang anhaltenden Störungen entwickelt, deren Bewältigung ohne professionelle Hilfe nicht möglich ist. In diesem Kontext erfährt das Arzt-Patienten-Gespräch eine zentrale Bedeutung (Koole 2007).

Katastrophisierung
Der kognitive Therapiegrundbegriff bezeichnet eine Verzerrung der Kognitionen, die sich in einer übermäßigen, gedanklichen Übertreibung manifestiert. Die Betroffenen imaginieren eine subjektiv als „Katastrophe" erlebte Situation, die objektiv jedoch wenig wahrscheinlich ist, und verknüpfen diese Vorstellung mit einer Vielzahl an negativen Emotionen, insbesondere Angst, Panik und Niedergeschlagenheit (Schweinhardt 2019).

Coping
Die Bewältigung von Stressoren erfolgt durch spezifische Verhaltensmuster, die als Bewältigungsverhalten bezeichnet werden. Dies ist ein Prozess der Auseinandersetzung mit belastenden Situationen und Stressoren, beispielsweise der Umgang mit einer Krebserkrankung (Kuo 2012).

Stress
Dauerstress stellt beispielsweise einen Risikofaktor für das Entstehen eines Burnouts oder von Depressionen dar. Darüber hinaus führt Stress zu einer Schwächung des Immunsystems, wodurch die Entwicklung von Herz-Kreislauf-Erkrankungen begünstigt wird. (Lu et al. 2021)

In diesem Kontext erlangen Überzeugungen und Charaktereigenschaften eine entscheidende Bedeutung. Die Bereitstellung von Fehlinformationen führt dazu, dass Patienten in Rollen gedrängt werden, die einen entscheidenden Einfluss auf ihre eigene Gesundheit ausüben (vgl. Rosettini et al. 2020). Es kann festgehalten werden, dass den Therapeuten in dieser Angelegenheit eine große ethische Verpflichtung obliegt. Die Einflussnahme des Therapeuten auf das Leben des Patienten kann durch Nocebos sowie durch die therapeutischen Überzeugungen des Behandlers erheblich verstärkt werden. Daher ist eine umfassende Aufklärung über Nocebos von essenzieller Bedeutung. Es besteht die Möglichkeit, dass ein Therapeut durch Nocebos die gesamte Selbstwirksamkeit des Patienten zerstört und dadurch eine Abhängigkeit erzeugt (Kröner-Herwig 2014). Es obliegt den Therapeuten, derartige Vorkommnisse zu unterbinden bzw. eine entsprechende Aufklärung zu gewährleisten.

Soziale Faktoren
Diese Faktoren können die individuelle Gesundheit beeinflussen.

- Soziale Unterstützung
- Arbeitsplatz
- Bildung
- Einkommen

Soziale Unterstützung (Social Support) kann als eine Ressource definiert werden, die durch die Beziehung zu anderen Menschen bereitgestellt wird. Beziehungen zu anderen Menschen dienen der Befriedigung zentraler psychosozialer Bedürfnisse, darunter das Bedürfnis nach Zuwendung, Anerkennung, Identität, Zugehörigkeit und Sicherheit sowie instrumenteller Bedürfnisse, beispielsweise das Bedürfnis nach Information, praktischer und materieller Hilfe. (Szkody et al. 2021)

2.1 Grundlage: Biopsychosoziales Modell

Arbeitsplatz
Das subjektive Belastungsempfinden ist zudem abhängig von der Beschäftigungssituation, der Branche sowie der beruflichen Position der Beschäftigten. Die zunehmende Relevanz psychosozialer Belastungen am Arbeitsplatz steht in Korrelation mit einer steigenden Relevanz psychischer Diagnosen für Frühverrentungen. (Chirumbolo et al. 2022)

Bildung
Eine unzureichende Bildung wirkt sich indirekt auf alle Krankheits- und Risikofaktoren aus, wobei der Einfluss über Einkommen und Erwerbstätigkeit vermittelt wird. Dies bedeutet, dass Arbeitslosigkeit und niedriges Einkommen mit signifikanten Risikoerhöhungen für alle betrachteten Krankheiten (Diabetes, Herz-Kreislauf-Erkrankungen) und Verhaltensvariablen (Rauchen, Bewegungsmangel, Übergewicht) einhergehen. (Duan et al. 2022; Schultz et al. 2018; Jusot et al. 2008)

Einkommen
So lässt sich zeigen, dass armutsgefährdete Personen ihren allgemeinen Gesundheitszustand häufiger als weniger gut oder schlecht einschätzen. (Song et al. 2022)

Fazit: Soziale Faktoren sind vielschichtig und können unter dem Aspekt des Lebensstils betrachtet werden. Betrachtet man die sozialen Faktoren unter dem Aspekt des Rentenbegehrens, ist es sehr wahrscheinlich, dass die Therapie bis zur Rente keinen nennenswerten Erfolg bringt.

Im Rahmen der Evaluation des BPS-Modells ist die Erhebung der Ergebnisse der einzelnen Modellkomponenten erforderlich. Im Rahmen der Befunderhebung erfolgt eine Erhebung verschiedener Komponenten, welche aus dem Gespräch mit dem Patienten resultieren. In der Folge ist es die Aufgabe des Therapeuten, eine Einschätzung dahingehend vorzunehmen, inwiefern die genannten Komponenten für den weiteren Verlauf von Relevanz sind. Auf dieser Grundlage sind dann weitere Schritte einzuleiten.

Weitere interessante Elemente, die dem BPS-Modell hinzugefügt werden können, sind die **Verhaltensfaktoren.**

- Schlaf
- Ernährung
- Bewegung/Training
- Einnahme von Medikamenten

Schlaf
Während der nächtlichen Ruhephase kommt es zu einer Verringerung der körperlichen Aktivität, welche mit einer Reduktion der Herzfrequenz und des Blutdrucks einhergeht. Gleichzeitig werden Stoffwechselvorgänge wie der Zucker- und Fettstoffwechsel optimiert, in den Zellen finden Reparaturprozesse statt und das Immunsystem wird gestärkt. Zudem spielt Schlaf eine entscheidende Rolle bei der Regeneration des menschlichen Körpers. (Frohnhofen und Popp 2022)

Ernährung
Die Ernährung kann einen Einfluss auf die Gesundheit ausüben, wobei sich dieser sowohl in einer Stärkung als auch in einer Beeinträchtigung des Gesundheitszustandes manifestieren kann. In der wissenschaftlichen Literatur finden sich Belege dafür, dass etwa 80 % aller Krankheiten auf eine unzureichende oder inadäquate Ernährung zurückzuführen sind. (Sale 2017)

Bewegung/Training
Die Ausübung von Bewegung bzw. Training kann gleichzeitig zur Prävention von Übergewicht, Rückenschmerzen, Herz-Kreislauf-Erkrankungen oder Krebs beitragen. Demgegenüber kann langes Sitzen negative Auswirkungen auf die Gesundheit haben. Die Anforderungen des modernen Alltags sind zunehmend weniger durch körperliche Aktivität geprägt. (Henriksson et al. 2020; McTiernan et al. 2019)

Medikamente
Die Verabreichung von Medikamenten kann dazu beitragen, den Verlauf von Krankheiten zu verhindern, zu verlangsamen oder zu heilen. (Vrijens et al. 2012)
 Um potenzielle Probleme zu vermeiden, wird medizinischem Personal und Ärzten empfohlen, die sogenannte 5R-Regel anzuwenden. (Martyn et al. 2019)

Richtiger Patient 1,
Richtiges Medikament 2,
Richtige Dosierung 3,
Richtige Applikationsart 4,
Richtiger Zeitpunkt 5

Es ist von essentieller Bedeutung, dass bei der Vorbereitung, Kontrolle und Verabreichung die entsprechenden Maßnahmen sorgfältig durchgeführt werden.

Zusammenfassung: Der Verhaltensaspekt wird durch epigenetische Faktoren determiniert. In diesem Kontext sind Faktoren zu nennen, die zu einem schnelleren und unmittelbareren Resultat führen.

2.2 Flaggensystem

Die Taxonomie von Flaggen, die in Verbindung mit spezifischen Erkrankungen stehen, bildet die Grundlage für die Identifikation dieser Zusammenhänge. Die daraus resultierende therapeutische Intervention zielt darauf ab, die Behandlung der Patienten zu optimieren. Im Folgenden werden diejenigen Faktoren als „Red Flags" (zu Deutsch: „Rote Flaggen") bezeichnet, die auf eine potenzielle Gefährdung hindeuten. Diese Symptome sind charakteristisch für ein bestimmtes Krankheitsbild und bedürfen daher einer ärztlichen Abklärung. Im Falle des Vorliegens einer Roten Flagge ist eine Evaluation erforderlich, um die Indikation für die Fortsetzung der physiotherapeutischen Behandlung sowie die zeitliche Dringlichkeit einer ärztlichen Abklärung zu bestimmen. Das Vorliegen einer Fraktur kann beispielsweise eine sofortige Unterbrechung der Behandlung sowie eine direkte ärztliche Abklärung erforderlich machen. Ein unkritisches Zeichen, beispielsweise eine behandelte Tumorerkrankung, erlaubt demgegenüber eine Weiterbehandlung und eine spätere ärztliche Vorstellung. Aus dokumentationsrechtlicher Perspektive ist es unerlässlich, das Vorliegen einer Roten Flagge sowie die erfolgte Aufklärung des Patienten in der Behandlungsakte zu dokumentieren. (Ramanayake und Basnayake 2018).

Typische rote Flaggen bei **akuter Covidinfektion:**

- Fieber
- Husten
- Kopfschmerzen
- Neurologische Symptome
- Systemische Symptome
- Erhöhtes C-reaktives Protein
- Abnormale Laborergebnisse

Für eine sichere Diagnostik ist die Durchführung eines PCR-Tests erforderlich. (García-Azorín et al. 2020)

Typische rote Flaggen bei **Long/Post Covid** (Chuang et al. 2024):

1. Schmerzen in der Brust
2. Engegefühl, sich verschlimmerndes oder zunehmendes Herzklopfen, Dyspnoe, Entsättigung bei Anstrengung

3. Akutes Koronarsyndrom
4. Herzinsuffizienz
5. Kardiomyopathie
6. Myokarditis
7. Pulmonale Embolie
8. VTE (Venöse Thromboembolie)
9. Störung der Blutgerinnung
10. Posturales orthostatisches Tachykardiesyndrom (POTS)
11. Exazerbation von Symptomen nach Belastung (PESE)
12. Funktionelle neurologische Störung (FND)
13. Pädiatrisches akut auftretendes neuropsychiatrisches Syndrom (PANs)
14. Pädiatrisches entzündliches Multisystem-Syndrom in zeitlichem Zusammenhang mit Sars-CoV-2 (PIMS-TS)
15. Entzündliches Multisystem-Syndrom bei Kindern (MIS-C)
16. Diabetes mellitus Typ 1
17. Nierenversagen

Yellow Flags/Gelbe Flaggen
In erster Linie sind dies Hinweise auf das Vorliegen von Chronifizierungsrisiken.

Zu den klassischen Yellow Flags zählen Angstvermeidungsverhalten, negative Bewältigungsstrategien sowie Depressionen. In der Konsequenz ergeben sich aus ihnen lediglich Implikationen für die Gestaltung der Therapie, beispielsweise für den Einsatz zusätzlicher edukativer Maßnahmen. Sofern sich die festgestellte gelbe Flagge im Verlauf der Therapie jedoch nicht verändert, kann eine Überweisung an einen Arzt oder Psychotherapeuten erforderlich werden (Stearns et al. 2021).

Beachten Sie die folgenden gelben Flaggen für Patienten mit anhaltenden Symptomen von COVID-19 (Seo et al. 2024):

- Erhöhte Herzfrequenz
- Erhöhter Sauerstoffbedarf
- Orthostatische Hypotension
- Vorbestehende Erkrankungen und/oder psychologische und/oder psychosoziale Faktoren, die ein schlechtes Ergebnis vorhersagen könnten
- Fernbleiben von der Schule/Ausbildung

Blue Flags/Blaue Flaggen
Unter dem Begriff „Blue Flags" werden berufliche Einflüsse zusammengefasst, beispielsweise eine körperlich anstrengende Tätigkeit, Mobbing oder Unzufriedenheit am Arbeitsplatz. Diese haben in der Regel keinen Einfluss auf den eigenen Therapieverlauf, können jedoch im Rahmen von Berichten zur Beantragung von Rehabilitationsmaßnahmen oder Rentenansprüchen eine Rolle spielen. (O´Campo et al. 2024)

Black Flags/Schwarze Flaggen
Im Rahmen der „Black-Flags" erfolgt eine Berücksichtigung der finanziellen Konsequenzen, die mit einer Erkrankung einhergehen. Aus der Perspektive des Therapeuten können sie sowohl einen förderlichen als auch einen hinderlichen Einfluss auf den Behandlungsverlauf ausüben. Die Reduktion der Angst vor einer langen Krankheit und der damit verbundenen finanziellen Einbußen des Patienten kann einen verstärkenden Einfluss auf den positiven Verlauf der Therapie ausüben. Demgegenüber kann eine anhängige Schmerzensgeldklage die Schmerzreduktion deutlich verlangsamen. (Main et al. 2008) Eine chronische Überlastung kann den Krankheitsverlauf verlängern. Eine Überlastung der Patienten kann bei ME/CFS zu dauerhaften Abstürzen führen. (Grach et al. 2023)

2.3 Ausschluss PEM

Im Falle eines Verdachts auf das Vorliegen einer Fatigue sollte eine PEM ausgeschlossen werden.
Für eine valide Diagnostik sind folgende Parameter erforderlich:

- Kanadischer Konsensus Fragebogen (Carruthers et al. 2011)
- Handgriff-Fatigue-Test (Jäkel et al. 2021)

Alternativ wird die Verwendung des MBSQ-Fragebogens oder einer Blutuntersuchung empfohlen (Abschn. 2.7). Bei einem positiven Testergebnis beider Verfahren sollte die Physiotherapie/Ergotherapie von einer Aktivierungstherapie absehen. (Bateman et al. 2021)

2.4 Ausschluss einer stillen Hypoxie

Probleme nach Infektionen (Elmer et al. 2021).

Nach einer Infektion kann es zu einer stillen Hypoxie kommen, die unabhängig von der Intensität der Belastung auftritt. Sowohl körperliche als auch kognitive Aktivitäten können eine Hypoxie auslösen. Im Gegensatz zur bekannten Form der Hypoxie führt die Langzeit- oder Post-Covid-Syndrom-Hypoxie nur selten zu Apnoe oder Dyspnoe. Stattdessen zeigen sich Symptome, die Müdigkeit oder dem Myalgischen Enzephalomyelitis/Chronic Fatigue Syndrome (ME/CFS) ähneln.

Eine rasche Pulsregulierung durch Atemtherapie kann auf eine stille Hypoxie hinweisen. Ebenso kann eine schnelle Stabilisierung oder eine Verschlechterung des Zustands unter Atemtherapie als Hinweis auf Hypoxie dienen (Devaux und Lagier 2023). Um eine stille Hypoxie zu erkennen, ist nach Identifikation des Triggers – sei es kognitiv oder belastungsbedingt – eine Kontrolle mit einem Pulsoxymeter erforderlich.

2.5 Ausschluss POTS

1. Orthostatischer Standtest oder passiver Standtest (Vernino et al. 2021)
   Der Test beginnt mit einer 30-minütigen Ruhephase in liegender Position. Anschließend wird der Patient aufgefordert, aufzustehen. Während des Stehens erfolgt eine kontinuierliche Messung von Herzfrequenz und Blutdruck in zehn Intervallen pro Minute. Dabei sollte eine Aktivierung der Muskelpumpe durch Bewegung vermieden werden. Für die Durchführung wird ein Gerät benötigt, das sowohl Blutdruck als auch Herzfrequenz misst.
2. Schellong-Test (Schellong I) (Fanciulli et al. 2019)
   Zu Beginn liegt der Patient für fünf bis zehn Minuten ruhig auf einer Untersuchungsliege. In dieser Zeit werden eine Minute lang Puls und Blutdruck gemessen. Danach steht der Patient zügig auf und bleibt für weitere fünf bis zehn Minuten stehen, während erneut im Minutentakt Puls und Blutdruck kontrolliert werden.
3. Treppensteigen (Schellong II) (Fanciulli et al. 2019)
   Nach der Ruhephase im Liegen folgt eine Belastungsprüfung durch Treppensteigen. Der Patient läuft 25 Stufen zweimal schnell auf und ab, um die muskuläre Ausdauer zu testen. Im Anschluss werden Blutdruck und Herzfrequenz über zehn Minuten hinweg in Minutentakten gemessen.

INFO: Es ist essenziell, dass vor der Durchführung der Tests eine ME/CFS mit PEM ausgeschlossen wird.

2.6 Ausschluss einer Small Fiber Neuropathie

Eine Durchführung der Small Fiber Neuropathy Screening List (SFNSL) (Hoitsma et al. 2011; Voortman et al. 2018).
Empfohlene neuropathische Test (Tobin et al. 1999).

1. Im Rahmen des Berührungsempfindungs-Tests wird zunächst ein weicher Pinsel verwendet, der in einer sanften Bewegung über die Haut gestrichen wird. Dieser Test dient der Überprüfung, ob Berührungen normal, abgeschwächt oder verstärkt wahrgenommen werden. Auffälligkeiten können ein Hinweis auf Nervenschäden oder eine veränderte Schmerzverarbeitung sein.
2. Im zweiten Test wird das Temperaturempfinden überprüft. Dazu wird ein warmer Gegenstand auf die Haut gelegt, um festzustellen, ob Hitze normal oder vermindert wahrgenommen wird. Fehlende oder verzögerte Wärmewahrnehmung kann ein Hinweis auf Nervenschäden sein.
3. Im dritten Schritt des Verfahrens wird ein Test für das Schmerzempfinden durchgeführt. Zu diesem Zweck wird mit einer stumpfen oder spitzen Nadel sanfter Druck auf die Haut ausgeübt, um die Schmerzempfindlichkeit zu überprüfen. Eine verminderte oder übersteigerte Reaktion kann ein Indikator für Nervenschädigungen sein.
4. Ein weiterer Test für das Kälteempfinden besteht darin, einen kalten Gegenstand auf die Haut zu legen und so die Wahrnehmung von Kälte zu überprüfen. Auffälligkeiten können ein Hinweis auf periphere Nervenschäden sein.

2.7 Ausschluss kognitiver Störungen

Empfohlene Test (Hampshire et al. 2024).

Montreal Cognitive Test (MoCA): Bei diesem Test geht es darum, sich eine kurze Liste von Wörtern zu merken, abgebildete Objekte zu benennen, Formen zu kopieren und andere Aufgaben zu lösen. Der Test dauert etwa 15 min. (Kang et al. 2018)

Mini-Mental State Exam (MMSE): Bei diesem Test geht es darum, rückwärts zu zählen, Gegenstände in einem Raum zu identifizieren, das Datum zu nennen und andere allgemein bekannte Fakten. Die Durchführung dauert etwa 10 min. (Lin et al. 2013)

Mini-Cog: Bei diesem Test geht es darum, sich eine Liste von drei Wörtern ohne Zusammenhang zu merken und abzurufen und eine kreisförmige Uhr zu zeichnen, wobei alle Zeiten zusammengezählt und dann die Zeiger so gezeichnet werden, dass sie eine bestimmte Zeit anzeigen. Dieser Test ist der kürzeste (weniger als drei Minuten) und der am einfachsten durchzuführende. (Seitz et al. 2018)

Hier ist zu bedenken, dass kognitive Störungen mit Schlafstörungen einhergehen oder ein Symptom der PEM sein können. (Schilling et al. 2022)

Der MoCA und der MMSE sind urheberrechtlich geschützt. Kostenlose Alternativen finden Sie in der folgenden Anleitung unter Zusatzmaterial.

2.8 Zusätzliche empfohlene ärztliche Untersuchungen

Diese Untersuchungen sind zu empfehlen, da es sich hierbei um stille Treiber von Post-Covid handelt. Die gleichen Untersuchungen werden auch bei ME/CFS empfohlen. (Kedor et al. 2022; Grach et al. 2023)

- Komplettes Blutbild mit Differentialblutbild
- Umfassendes metabolisches Panel
- Ferritin
- Vitamin D
- Vitamin B12 und Folsäure
- Schilddrüsenfunktionstest
- Erythrozytensedimentationsrate und C-reaktives Protein
- Cortisol und Dehydroepiandrosteron-Sulfat

2.8 Zusätzliche empfohlene ärztliche Untersuchungen

Ist der Cortisolspiegel deutlich erhöht, kann ein ACTH-Stimulationstest und eine endokrine Untersuchung durchgeführt werden. Ein Insulintoleranztest kann vom Facharzt angeordnet werden, wenn die Ergebnisse des ACT nicht schlüssig sind.

- Phosphor
- Antinukleäre Antikörper
- Rheumafaktor
- Gewebetransglutaminase Zöliakie-Test
- Urinuntersuchung
- Oximetrie über Nacht

Zusammenfassung: Ein Teil der Untersuchungen kann sowohl von Therapeuten als auch von Patienten selbst durchgeführt werden. Für andere Untersuchungen ist jedoch die Zusammenarbeit mit einem Arzt oder einer Ärztin erforderlich. Eine adäquate Untersuchung erfordert daher die Zusammenarbeit mehrerer Experten unterschiedlicher Disziplinen, um deren jeweilige Kompetenzen einzubringen.

Behandlungsempfehlungen typischer Symptome 3

3.1 Stille Hypoxie

Ein Hinweis auf eine Hypoxie kann eine rasche Stabilisierung mit Atemtherapie oder sogar eine Verschlechterung des Zustandes sein. Es wird empfohlen, alle exspiratorischen Atemtechniken anzuwenden. (Centeno-Cortez et al. 2022; Scheiber et al. 2021)

- Dosierte Lippenbremse
- Huffing (Schnaufen/Hauchen)

Therapeutischer Ablauf:

- Triggeridentifizierung (Smartwatch, Pulsoxymeter)
- Triggerauslösung (kognitiv, körperlich)
- Atemtherapie und beobachten ob die Sauerstoffsättigung bessert

Bsp: Auf dem Pulsoxymeter ist ein Wert von 85 % Sauerstoff mit einem normalen Puls. Im Anschluss erfolgt die Durchführung einer Atemtherapie. Im Rahmen einer Minute sollte eine Verbesserung des Sauerstoffwerts erkennbar sein. Die Sauerstoffgrenze liegt zwischen 96 und 92 %. Ab diesem Wert sollte eine Atemtherapie eingeleitet werden. Eine sekundäre ärztliche Abklärung ist indiziert, wenn der Wert unterhalb der genannten Grenze liegt. (Shenoy et al. 2020)

Ergänzende Information Die elektronische Version dieses Kapitels enthält Zusatzmaterial, auf das über folgenden Link zugegriffen werden kann https://doi.org/10.1007/978-3-662-71308-2_3.

Für die Therapie ist die Verwendung von Pulsoxymetern oder Smartwatches, welche die Sauerstoffsättigung im Blut messen können, erforderlich.

3.2 Kognitive Störungen

Zunächst muss festgehalten werden, dass es keine wissenschaftlich fundierte „Best Practice" für kognitive Störungen gibt. Die Ursache liegt in Entzündungen im Gehirn. Daher basieren die Empfehlungen lediglich auf Erfahrungswerten. (Fesharaki-Zadeh et al. 2023)
Empfehlungen:

- Es ist wichtig, auf die körperliche Gesundheit zu achten.
- Behandlung von Bluthochdruck.
- Eine gesunde und entzündungshemmende Ernährung.
- Körperliche Aktivität.
- Kognitive Übungen.
- Soziale Kontakte pflegen.
- Körperliche und geistige Gesundheitsprobleme aktiv angehen.
- Verstehen, wie Medikamente das Gehirn beeinflussen können.
- Schlafhygiene.

Zu den Aspekten der Gehirngesundheit gehören:

- Kognitive Gesundheit (kognitiven Fähigkeiten, Denkfähigkeit, Lernvermögen, Erinnerungsvermögen)
- Motorische Funktion (Bewegungen auszuführen, kontrollieren, Gleichgewichtsfähigkeit)
- Emotionale Funktion (Emotionen angenehmer/unangenehmer Art zu interpretieren und darauf zu reagieren)
- Taktile Funktion (Wahrnehmung, Reaktion auf Berührungsempfindungen, Druck, Schmerz, Temperatur)
- sensorische Funktion (Sehens, Hörens, Schmeckens, Geruchswahrnehmung)

Das Fehlen bestimmter Aspekte kann eine Beschleunigung der Entwicklung kognitiver Erkrankungen, wie beispielsweise Demenz, zur Folge haben. (Jia et al. 2020)

Therapie:

- Neuropsychologie/Verhaltenstherapie (Castles et al. 2014; Widman et al. 2024)
- Telemedizin (Tanev et al. 2023)
- Krafttraining (Gavelin et al. 2021)
- Tanztraining (Huang et al. 2023)

INFO: Zu beachten ist, dass bei diagnostizierter PEM von einer kognitiven Therapie abgesehen werden sollte, da diese die Beschwerden eher verschlimmert. (Bateman et al. 2021)

3.3 Apnoe und Atembeschwerden

Da sich die Post-Covid-Atembeschwerden ausschließlich auf die exspiratorischen Defizite beschränken, ist es nicht angezeigt, das Inspirationsverhalten zu trainieren (Scholkmann et al. 2023).
Empfohlene Atemtherapietechniken:
Lippenbremse (Mendes et al. 2018)
Huffings (Wilson et al. 2023; Xavier 2024)
Die Atemposition kann eine Erleichterung darstellen.

- Kutschersitz
- Drehdehnlagerung (Gosselink 2004)

3.4 Myalgische Enzephalomyelitis/das Chronische Fatigue Syndrom/Post Exertionelle Malaise

Im Rahmen der physiotherapeutischen Behandlung können auch isolierte Maßnahmen durchgeführt werden. Im Rahmen der Edukation erfolgt die Vermittlung der Inhalte anhand des 4P-Konzepts, auch 4-P-Regel genannt.

- Pace
- Plane
- Priorisiere
- Positioniere

HINWEIS: Die Konzepte des Pacing und verwandter Ansätze werden in der Literatur und in der klinischen Praxis bereits seit Jahrzehnten diskutiert. Die 4P-Regel kann als eine Weiterentwicklung oder Vereinfachung der älteren Konzepte betrachtet werden. Die präzise formulierte 4P-Regel könnte in modernen Patientenratgebern oder Selbsthilfeliteratur populär geworden sein, ohne dass eine spezifische wissenschaftliche Veröffentlichung oder ein bestimmter Autor identifiziert werden kann. Folglich lässt sich die exakte Herkunft bzw. „Erfindung" der 4P-Regel nicht auf eine einzelne Person oder Quelle zurückführen.

Pace
Unter „Pacing" wird eine Selbstmanagement-Strategie bezeichnet, durch deren Einsatz es den Patienten gelingt, ihre Aktivität an die jeweilige Situation anzupassen. Dies bedeutet, dass sie sich dann aktiv zeigen, wenn sie sich in der Lage dazu fühlen, und sich Ruhe gönnen, wenn sie erschöpft sind. Vor anstrengenden Aktivitäten sollten zusätzliche Ruhephasen eingeplant werden. Das Ziel des Pacing besteht in der Verhinderung einer Verschlechterung der PEM. Bei Patienten, die lernen, das Tempo zu halten, lässt sich oft eine Funktionsverbesserung beobachten. Allerdings bedeutet Pacing nicht eine systematische Steigerung der Aktivität über die Zeit. Es handelt sich dabei nicht um eine Heil- oder Rehabilitationsmaßnahme, sondern um eine Strategie zur Bewältigung der Symptome und zur Verbesserung der Lebensqualität (Sanal-Hayes et al. 2023).

Die Bezeichnung „Pacing" impliziert nicht, dass sich der Patient über einen längeren Zeitraum in einer Ruheposition befindet. Es ist darauf zu achten, dass der Patient sich unterhalb seiner individuellen Belastungsgrenze belastet. Sofern sich der Patient über einen Zeitraum von mehreren Stunden ausruhen muss, lässt dies auf eine zu hohe Belastung schließen. Als optimal kann eine Belastung über einen Zeitraum von zehn Minuten mit anschließender Ruhepause ohne Sinnesreize bezeichnet werden. (Décary et al. 2021)

Es wird empfohlen, die Belastung durch ein Überschreiten der individuellen Leistungsgrenze zu reduzieren. Eine Überforderung stellt einen kontraproduktiven Faktor in Bezug auf die Genesung dar. Die wichtigste Behandlungsstrategie ist die Ruhe. Es ist ratsam, nicht abzuwarten, bis das Bedürfnis nach einer Pause aufkommt, sondern die täglichen physischen und kognitiven Aktivitäten mit Bedacht und gemäßigt zu gestalten. Diese Vorgehensweise stellt eine sichere Methode zur Vermeidung von Auslösern der Symptome dar. (Goudsmit et al. 2011; Jason et al. 2008)

Wie könnte ein optimales Pacing aussehen (Abb. 3.1)?

3.4 Myalgische Enzephalomyelitis/das Chronische Fatigue Syndrom ...

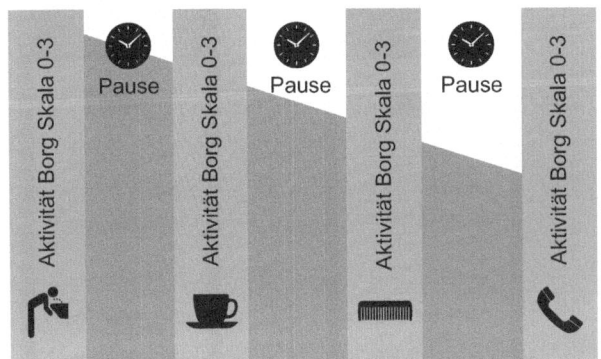
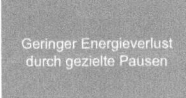

Abb. 3.1 Darstellung optimales Pacing

Stolpersteine für das Pacing
Die vermeintliche Belastungsgrenze ist nicht von Tag zu Tag gleich. Nehmen wir als Beispiel ein Mobiltelefon. Bei gesunden Menschen lädt sich der Akku über Nacht auf. Bei normaler Erschöpfung ohne PEM ist der Akku bei 60 %. Wenn ich das Handy entleere, braucht es länger zum Aufladen und ist am nächsten Tag wahrscheinlich nicht aufgeladen.

Bei PEM-Patienten ist das Handy unter 50 %, aber man sieht nicht, wie viel Akku noch da ist. Wenn der Akku leer ist, kann man das Handy 2 Tage lang nicht benutzen (Abb. 3.2).

Pacinginhalte:

- geordneten Ablauf im Alltag zu etablieren
- Einfügen von Pausen, auch wenn keine notwendig erscheinen
- Absprachen und Integration mit Partner/ Verwandten

Nach jeder Aktivität sollte eine kurze Pause eingelegt werden. Ist eine längere Pause erforderlich, deutet dies auf eine Überlastung hin. Die Pause sollte nicht länger als 10–30 min dauern. (Décary et al. 2021) Eine weitere Methode, die beim Pacing hilfreich sein kann, ist die Nutzung eines Herzfrequenzmessers (Smartwatch, Fitnessarmband). Dabei ist das Ziel, mit der Herzfrequenz unterhalb der anaeroben Schwelle zu bleiben. Für Personen, die an ME/CFS erkrankt sind, kann eine Messung der persönlichen Schwelle jedoch zu einer Verschlechterung des Gesundheitszustandes führen. Aus diesem Grund sollte der Wert geschätzt werden (Davenport et al. 2010).

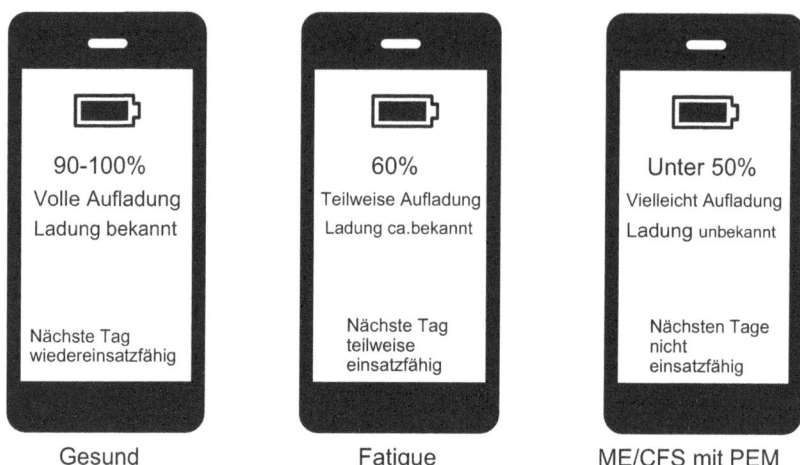

Abb. 3.2 Beispiel anhand eines Mobiltelefons

Methode 1:
Die Berechnungsregel: [220 − Lebensalter] × 0,6 = max. Herzfrequenz

Für erkrankte Personen wird empfohlen, eine maximale Herzfrequenz von 2 min nicht zu überschreiten. Da dieser Wert lediglich eine Annäherung darstellt, kann eine experimentelle Herangehensweise bei der Ermittlung der maximalen Herzfrequenz hilfreich sein. Wenn trotz einer dauerhaft unterschrittenen maximalen Herzfrequenz und ohne kognitive Belastung ein Zusammenbruch eintritt, kann eine weitere Reduzierung dieses Wertes erforderlich sein (Davenport et al. 2010).

Methode 2:
Nach dem Aufwachen sollte zunächst im Liegen der Ruhepuls gemessen werden.

Im Rahmen einer siebentägigen Messung ist der durchschnittliche, morgendliche Ruhepuls zu ermitteln. Derartige Werte sollten bei körperlicher Aktivität nicht überschritten werden und liegen bei ca. 15 Schlägen pro Minute. Eine Abweichung des morgendlichen Ruhepulses von 10 Schlägen über oder unter dem durchschnittlichen Wert lässt auf eine Überlastung schließen. An diesen Tagen wird empfohlen, die körperlichen und kognitiven Aktivitäten zu reduzieren und mehr Pausen einzulegen. Eine weitere Möglichkeit der Messung stellt die 24-h-Messung per Smartwatch dar. (Speed et al. 2023)

In Ergänzung der bisherigen Ausführungen zum Pacing sei an dieser Stelle auf die Möglichkeit der Verwendung von Herzfrequenzmessern hingewiesen. Einige

Fitnessarmbänder sind mit einem Alarm ausgestattet, dessen maximale Herzfrequenz sich einstellen lässt. Ebenso empfiehlt es sich, bei der Auswahl eines Geräts darauf zu achten, dass dieses über eine Echtzeit-Herzfrequenzmessung verfügt. Des Weiteren ist eine Kombination mit einer Sauerstoffmessung zu empfehlen. Bei kognitiven Tätigkeiten ist eine Erhöhung der Herzfrequenz nicht zwangsläufig zu beobachten. Dennoch ist es von essenzieller Bedeutung, die Warnsymptome des menschlichen Körpers zu berücksichtigen, welche im individuellen Fall typischerweise eine bevorstehende Episode von posturaler orthostatischer Tachykardie ankündigen.

Im Falle einer stillen Hypoxie können derartige Phänomene beobachtet werden (Elmer et al. 2021). Bei Vorliegen eines Posturalen Orthostatischen Tachykardiesyndroms (POTS), einer Erkrankung, die durch eine überschießende Herzfrequenz bei Lagewechsel oder Hinstellen gekennzeichnet ist, kann diese Methode in der Regel nicht angewandt werden, da der Puls in aufrechter Haltung oder minimaler Aktivität den errechneten maximalen Wert häufig überschreitet. Es empfiehlt sich daher, diese Erkrankung im Vorfeld auszuschließen.

Plane

Für die Patienten kann es von Vorteil sein, ihre körperliche und kognitive Aktivität mithilfe eines Symptom- und Aktivitätstagebuchs oder eines tragbaren Überwachungssystems zu dokumentieren. Des Weiteren kann es von Vorteil sein, die Stunden aufrechter Sitzposition mit den Füßen auf dem Boden zu erfassen. Eine aufsteigende, abgestufte Bewegungstherapie hat sich bei ME/CFS nicht bestätigt und wird folglich nicht empfohlen. Das Management von ME/CFS basiert auf den Symptomen. (Grach et al. 2023)

Aus den Aufzeichnungen des Tagebuchs lässt sich ein individuell gestalteter Wochenplan ableiten. Es ist von essenzieller Bedeutung, dass der Patient nicht in den Tag hineinlebt, da dies das Risiko einer Überlastung birgt. Es gilt, sich auf die Dinge zu konzentrieren, die der Patient auf jeden Fall durchführen kann. Dabei ist zu beachten, dass die Belastung stets unterhalb der individuellen Belastungsgrenze geplant wird.

Priorisiere

Im Rahmen der Therapie ist es von entscheidender Bedeutung, dass die Patienten lernen, die für sie relevanten und tatsächlich durchführbaren Handlungen zu identifizieren. Im Rahmen dessen ist zu eruieren, welche Aktivitäten und Alltagsdinge seitens des Patienten aufgegeben werden können. Sofern im Rahmen der bio-psycho-sozialen Anamnese eruiert wurde, dass die Patientinnen und Patienten alleine leben, ist die Förderung sozialer Unterstützung indiziert. Diesbezüglich ist eine Rücksprache mit dem behandelnden Arzt zu empfehlen.

Positioniere
Die Umgebung des Patienten sollte so gestaltet werden, dass sie möglichst wenig Reize beinhaltet. Dazu zählen beispielsweise laute Geräusche oder eine helle Umgebung. Des Weiteren sollte der Patient nicht mehr als einen Ortswechsel pro Tag durchführen. Aus physiotherapeutischer oder ergotherapeutischer Perspektive ist bei ME/CFS ein Hausbesuch oder eine telemedizinische Behandlung indiziert.

Im Folgenden werden die Symptome von ME/CFS/PEM sowie der aktuelle multimodale Ansatz ihrer Behandlung erörtert. (Grach et al. 2023)

Leitfaden zur Behandlung von ME/CFS und PEM
1. Post-Exertionelle Malaise (PEM)
   – Maßnahmen: Pacing, Ruhe, Reizreduktion
   – Überwachung: Symptomtagebuch, Nutzung von Geräten zur Messung von Aktivitäts- und Gesundheitsparametern
2. Fatigue
   – Strategien: Pacing
   – Medikamentöse Optionen: Niedrig dosiertes Naltrexon, niedrig dosiertes Aripiprazol
   – Ernährung: Entzündungshemmende Diäten, Nahrungsergänzungsmittel
   – Behandlung von Defiziten: Korrektur von Vitaminmängeln
3. Schlafprobleme
   – Medikamentöse Optionen: Melatonin, Trazodon, Suvorexant, Doxepin/trizyklische Antidepressiva, Gabapentin/Pregabalin
4. Kognitive Störungen (Brain Fog)
   – Strategien: Tagebuchführung, Gedächtnisstützen, Beschäftigungstherapie
   – Medikamentöse Optionen: Niedrig dosiertes Naltrexon, niedrig dosiertes Aripiprazol, vorsichtiger Einsatz von Stimulanzien
5. Orthostatische Intoleranz
   – Flüssigkeit & Elektrolyte: Erhöhter Konsum, Kompressionsstrümpfe
   – Medikamentöse Optionen: Fludrocortison, Midodrin, Propranolol, Pyridostigmin, Guanfacin (angepasst an den POTS-Subtyp oder Kipp-Vitalzeichen)
6. Schwindel (häufig bei ME/CFS)
   – Diagnose: Abklärung von persistierendem postural-perzeptivem Schwindel
   – Therapie: Vestibuläre Rehabilitation
   – Medikamentöse Optionen: Niedrig dosierter SSRI oder SNRI

7. Muskel- oder Gelenkschmerzen
   – Schmerzmittel: Freiverkäufliche Analgetika
   – Medikamentöse Optionen: Duloxetin, Milnacipran, Pregabalin, Gabapentin, trizyklische Antidepressiva, niedrig dosiertes Naltrexon
8. Neuropathie
   – Medikamentöse Optionen: Pregabalin, Gabapentin, trizyklische Antidepressiva
   – Zusätzliche Maßnahmen: Kompressions- oder Korsetttherapie
9. Verstärkte Sinneswahrnehmung (Licht-, Geräusch- oder Reizempfindlichkeit)
   – Strategien: Kopfhörer mit Geräuschunterdrückung, getönte Brillen, reduzierte Exposition gegenüber Menschenmengen
   – Medikamentöse Optionen: Niedrig dosiertes Aripiprazol
10. Gastrointestinale Symptome
    – Ernährung: Entzündungshemmende Diäten, kleine Mahlzeiten
    – Zusätzliche Maßnahmen: Probiotika/Synbiotika
    – Medikamentöse Optionen: Antidiarrhoika oder Antihistaminika bei Durchfall, Ballaststoffe oder Motilitätsmittel bei Verstopfung

Allgemeine Empfehlungen zur Reduktion von PEM

- Flüssigkeitszufuhr: 1,5 bis 3 l Wasser täglich
- Nahrungsergänzungsmittel: Coenzym Q10, Nicotinamid-Adenin-Dinucleotid, L-Arginin, Omega-3-Fettsäuren (EPA, DHA)
- Immunologische und entzündungshemmende Supplemente: Lactoferrin, Quercetin, Curcumin
- Behandlung von Nährstoffmängeln: Ärztliche Überprüfung und Korrektur von Vitamin- und Mineralstoffdefiziten

Wichtiger Hinweis
Die Behandlung sollte individuell an die Bedürfnisse der Patienten angepasst und ärztlich überwacht werden. Dieser Leitfaden dient als Orientierungshilfe, ersetzt jedoch keine professionelle medizinische Beratung.

3.5 Fatigue ohne PEM

Wichtig. Diese Behandlungsempfehlungen gelten nur für Patienten mit einer leichten Form der Erschöpfung. Patienten mit einer Erschöpfungsform, die mehr als 1–3 h Ruhe benötigt, sollten diese Empfehlungen nicht befolgen. Die erste allgemeine Empfehlung sollte ein Pacing-Plan sein. Bei der Durchführung von

Übungen wird eine Orientierung an den Aktivitäten des täglichen Lebens (ADL) empfohlen. Außerdem sollten die Übungen einfach durchzuführen sein. Die Komplexität der Übungen kann zu Erschöpfung führen. Auch in diesem Zusammenhang kann eine Kontrolle von Blutdruck, Puls und Atmung hilfreich sein. Das Hauptziel sollte nicht die Überlastung sein. Es sollte jedoch unterhalb der Belastungsgrenze behandelt werden. Überlastung ist nicht so gefährlich wie bei ME/CFS oder PEM. Dennoch kann eine dauerhafte Überlastung aus einer leichten Fatigue eine ausgeprägte Fatigue machen.

- Patientenspezifische Funktionsskala (Patient Specific Functioning Scale, PSFS)

Im Rahmen der Erstbehandlung erfolgt eine Befragung zu fünf ADLs, die seit der Infektion als problematisch wahrgenommen werden. (De Facio et al. 2023) Im Rahmen der Erstbehandlung erfolgt eine Einschätzung der aktuellen Funktionsfähigkeit durch den Patienten. Dabei werden Zahlenwerte von 0 bis 10 verwendet, wobei 0 der schlechtesten und 10 der bestmöglichen Funktionsfähigkeit entspricht. Die Bewertungszahlen werden dem Patienten nicht mitgeteilt. Anschließend werden dem Patienten Übungen demonstriert, die auf die jeweilige Problematik abgestimmt sind. Im Rahmen der Folgetermine erfolgt eine Befragung des Patienten hinsichtlich der Durchführung der Übungen sowie der subjektiv empfundenen Funktionsfähigkeit. Die Vorteile dieses Vorgehens liegen darin, dass der Patient nicht in der Lage ist, aufgrund von Empathie oder mangelnder Compliance mit dem Therapeuten Zahlen zu manipulieren. Zudem werden widersprüchliche Angaben im Bericht vermieden, sodass der verordnende Arzt keine widersprüchlichen Aussagen des Therapeuten erhält. (Hall et al. 2011) Die Übungsintensität sollte anhand der BORG-Skala mit einem Wert von maximal 2–3 bewertet werden. Nach jeder Sitzung sollte eine Einschätzung des Patienten eingeholt werden.

- Die BORG-Skala stellt ein Instrument dar, welches dazu dient, eine Überlastung zu vermeiden. Darüber hinaus besteht die Option, eine Überlastung durch den Einsatz elektronischer Hilfsmittel, wie beispielsweise einer Pulskontrolle, Blutdruckmessung oder eines Sechs-Minuten-Geh-Tests (6MWT) zur Evaluierung der körperlichen Leistungsfähigkeit, zu ermitteln. (Nopp et al. 2022)
- Graded Exposure/Graded Exercise Therapy

3.5 Fatigue ohne PEM

Von der Anwendung einer Graded Exposure Therapy oder einer Graded Exercise Therapy wird grundsätzlich abgeraten. (Ladlow et al. 2024) Einzelne Übungen mit geringer Belastung werden jedoch empfohlen. Es sollte jedoch regelmäßig überprüft werden, ob sekundäre Erschöpfungszustände die Folge sind. Da jeder Patient individuell ist, ist eine regelmäßige Kontrolle notwendig (Coscia et al. 2023). Fatigue sollte jedoch immer berücksichtigt werden.

- Short Physical Performance Battery (SPPB)

Die SPPB stellt ein Instrument zur Evaluierung des allgemeinen körperlichen Zustandes dar. Dieses kann sowohl als Screening- als auch als Behandlungsinstrument unabhängig von einer vorliegenden Erkrankung zum Einsatz kommen. Die Lebenserwartung eines Patienten, der die SPPB nicht beherrscht, ist geringer als die eines Patienten, der die SPPB beherrscht. Die Batterie ist in drei Bereiche unterteilt. (Udina et al. 2021)

- Tandemstandtest
- Geh-Test
- Sit-to-Stand Test (Abb. 3.3)

Sofern ein Patient nicht in der Lage ist, einen Teil der Therapie zu absolvieren, erfolgt eine entsprechende Anpassung. Das Ziel besteht in der korrekten Einhaltung der vorgegebenen Zeitspanne. Sollte ein Patient den Test nicht bestehen, ist es empfehlenswert, diesen Teilbereich zu üben.

- Tandemstandtest:

Die Ausführung der Koordinationsübungen erfolgt in einer Position, in der der Patient das Gleichgewicht nicht halten kann. Die Stellung der Füße ist ein wesentlicher Bestandteil der Übung. Im ersten Teil stehen die Füße dicht beieinander, im zweiten Teil versetzt. Die Zuordnung der Füße zu einer vorderen oder hinteren Position ist irrelevant, ebenso wie die Zuordnung der Füße im dritten Teil. Im dritten Teil müssen die Füße voreinander stehen. Die einzelnen Positionen sollten jeweils für die Dauer von 10 s gehalten werden.

- Gehtest:

Es wird gefordert, dass der Patient aus dem Stand heraus in der Lage ist, eine Distanz von vier Metern in 4,82 s zu überwinden. Eine Gangschulung wird

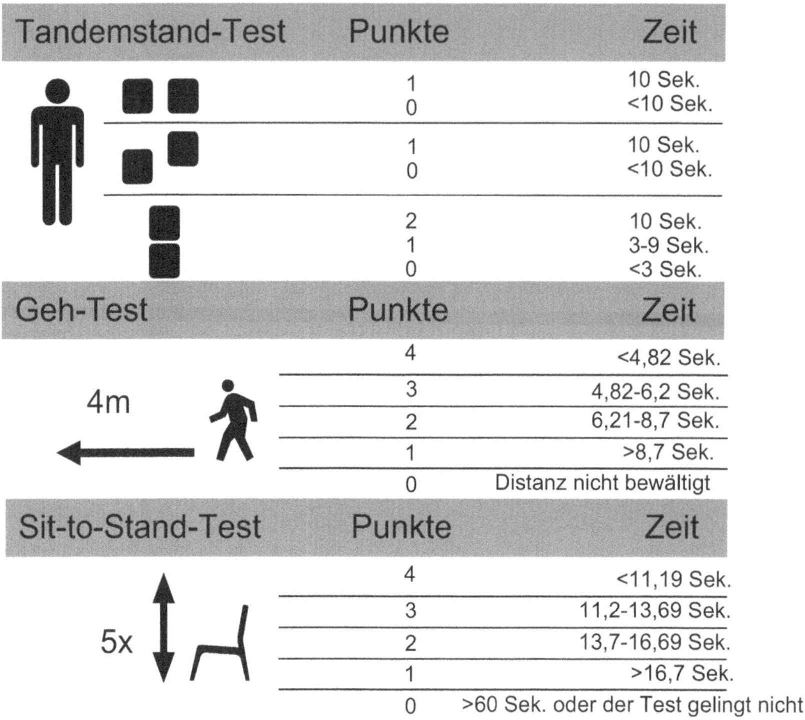

Tandemstand-Test	Punkte	Zeit
	1	10 Sek.
	0	<10 Sek.
	1	10 Sek.
	0	<10 Sek.
	2	10 Sek.
	1	3-9 Sek.
	0	<3 Sek.
Geh-Test	**Punkte**	**Zeit**
	4	<4,82 Sek.
4m	3	4,82-6,2 Sek.
	2	6,21-8,7 Sek.
	1	>8,7 Sek.
	0	Distanz nicht bewältigt
Sit-to-Stand-Test	**Punkte**	**Zeit**
	4	<11,19 Sek.
	3	11,2-13,69 Sek.
5x	2	13,7-16,69 Sek.
	1	>16,7 Sek.
	0	>60 Sek. oder der Test gelingt nicht

Abb. 3.3 Short physical performance battery

empfohlen, in deren Rahmen auch der Aspekt der Vermeidung von Schonhaltungen thematisiert werden sollte. Eine weitere therapeutische Option stellt das Lauf-ABC dar.

- Sit-to-Stand-Test:

Der Patient wird angewiesen, sich hinzusetzen. Die Arme sind vor dem Oberkörper zu verschränken. Im Anschluss erfolgt eine Übung, bei der der Patient innerhalb von 11,19 s fünfmal aufsteht und sich wieder komplett hinsetzt. Empfohlen werden verschiedene Varianten der Kniebeuge oder ein allgemeines gluteales Training. Die Short Physical Performance Battery erweist sich für die

Diagnostik zahlreicher Krankheitsbilder als geeignet. Sie stellt ein Screening-Tool sowie einen Parameter für die normale körperliche Leistungsfähigkeit dar.

Generell kann davon ausgegangen werden, wenn ein Patient die Short physical performance Battery nicht beherrscht, das ein höheres Mortalitätsrisiko und Gesundheitsrisiko besteht. (Pavasini et al. 2016)

3.6 Post Covid Kopfschmerz

Der als Postkopfschmerz bezeichnete Schmerz manifestiert sich durch eine frontal lokalisierte Schmerzsymptomatik, wobei in einigen Fällen eine laterale Ausdehnung in Richtung Schläfen zu beobachten ist. Differentialdiagnostisch muss ein Hochdruckkopfschmerz als Ursache ausgeschlossen werden. Bezüglich der Lokalisation weisen beide Kopfschmerzformen eine hohe Ähnlichkeit auf. Eine physiotherapeutische Behandlung ist bei diesem Kopfschmerztyp nicht indiziert. Hier ist eine medikamentöse Therapie angezeigt. Alle anderen Kopfschmerzlokalisationen, die nach einer Covidninfektion auftreten, sind als akute Kopfschmerzen einzustufen und sollten einer kopfschmerzspezifischen Abklärung zugeführt werden. Die Standardwerte für eine Hypertonie liegen bei 130/90. Sollte sich die Diagnose einer Hypertonie bestätigen, ist eine weitere ärztliche Abklärung erforderlich. (Magdy et al. 2020) Medikamentöse Empfehlungen (Chhabra et al. 2022):

- abortive Analgetika (Paracetamol)
- nichtsteroidale Antirheumatika (NSAIDs)
- Prochlorperazin
- Metoclopramid
- Sumatriptan
- Lacosamid

> **Hinweis**
> Hinsichtlich des klassischen Post-Covid-Kopfschmerzes besteht bislang keine hinreichende Evidenz für eine effektive Behandlung.

Bei einem eher bluthochdruckassoziierten Kopfschmerz können folgende Empfehlungen hilfreich sein (Kreutz et al. 2024):

- Isometrische Kraftübungen (Wandhocke, Planking)
- Ausdauertraining (Laufen, Nordic Walking, Joggen unter Berücksichtigung von Puls/RR)
- Zyklisches Training (Crosstrainer, Ergometer, Laufband)

3.7 Pulsvariationen

- PEM Ausschluss

(Bei Fatigue ohne PEM empfiehlt sich ein gepactes Training an individuellen Belastungsgrenze des Patienten).
- Unspezifisches Training HIIT Workout (Rasmussen et al. 2023).
Ein HIIT-Workout umfasst eine Aufwärmphase sowie eine Abfolge von Belastung und Erholung. Die Belastung erstreckt sich über einen Zeitraum von 15 bis 60 s, während die Erholung 10 bis 30 s andauert. Diese Phasen werden mit einem Pulsmesser oder Blutdruckmesser kontrolliert. Das Training wird mit einer Abkühlungsphase abgeschlossen. Für die Ausführung des Trainings werden ein Ergometer, ein Crosstrainer oder ein Rudergerät genutzt.
- Spezifisches Training (Yammahi et al. 2024)

- Welche Bewegungen erhöhen den Puls?
- Diese Bewegungen reduziert durchführen lassen
- Pulskontrolle
- Pause (Atemtherapie)

Es empfiehlt sich, die genannten Bewegungen in regelmäßigen Abständen zu wiederholen, wobei eine leichte und dosierte Ausführung zu beachten ist. Es wird empfohlen, den 6 MW (Six-Minute Walk Test) einmal pro Woche als Überprüfungsinstrument zu nutzen.

3.8 Small Fiber Neuropathie

Leitfaden zur symptomatischen Behandlung und Therapieansätze (SFN)

1. Ernährungsumstellung
    Maßnahmen:
    – Verzicht auf Gluten zur Reduktion von entzündlichen Prozessen.

3.8 Small Fiber Neuropathie

- Angepasste Diät bei Diabetes zur besseren Blutzuckerkontrolle.
  (Rosenberg et al. 2020; Zis et al. 2019)
2. Regelmäßige körperliche Betätigung
   Empfohlene Aktivitäten:
   - Spaziergänge zur Förderung der Durchblutung.
   - Bewegungsübungen zur Mobilisierung der Extremitäten.
   - Krafttraining zur Stabilisierung der Muskulatur.
   - Massagen an Füßen oder Händen zur Schmerzlinderung.
   (Cascio und Mukhdomi 2022; Kluding et al. 2012)
3. Vitaminpräparate
   Vorgehen:
   - Identifikation eines Vitaminmangels durch Labordiagnostik.
   - Gezielte Einnahme entsprechender Nahrungsergänzungsmittel.
   Wichtiger Hinweis: Eine Überdosierung von Vitaminen kann das Fortschreiten der SFN begünstigen.
   (Dohrn et al. 2022)
4. Variationen der Medikation
   Ziel:
   - Anpassung der Medikation zur besseren Schmerzlinderung und Verbesserung motorischer Defizite.
   Medikamentengruppen:
   - Antikonvulsiva: Gabapentin (Horizont®, Gralise®), Pregabalin (Lyrica®), Topiramat (Topamax®).
   - Antidepressiva: Amitriptylin (Elavil®), Nortriptylin (Aventyl®), Desipramin (Norpramin®).
   - Topische Anästhetika: Lidocain (Anodyne LPT®), Capsaicin (Capzasin-HP®).
   (Sopacua et al. 2019)
5. Topische Behandlungen
   Behandlungsformen:
   - Salben, Cremes, Pasten, Öle, Lotionen.
   - Schäume, Gele, Puder, Tinkturen, Sprays, Pflaster.
   Ziel:
   - Beeinflussung der Rezeptoren zur Schmerzmodulation.
   - Bewertung, ob sich Gangbild oder Laufleistung verbessern.
   (Hedstrom et al. 2014)
6. Kortikosteroide
   Ziel:
   - Hemmung von Entzündungen zur Linderung neuropathischer Beschwerden.

Empfohlene Anwendung:
- Verabreichung in zeitlichen Abschnitten mit niedriger Dosierung.
  (Vecchio et al. 2020)
7. Bandagen- oder Korsetttherapie
   Ziel:
   - Verbesserung des Gangbildes und der motorischen Funktionen.
   - Leichte Stabilisierung zur Kompensation koordinativer Defizite.
     (Grach et al. 2023)

Fazit

Die Behandlung der Small-Fiber-Neuropathie erfordert einen multimodalen Ansatz, bestehend aus Ernährungsanpassungen, gezielter Bewegung, Vitamintherapie, medikamentöser Behandlung und unterstützenden Maßnahmen wie Bandagen- oder Korsetttherapie. Individuelle Anpassungen sind essenziell, um die bestmöglichen Ergebnisse zu erzielen.

3.9 POTS

Leitfaden zur Behandlung des Posturalen orthostatischen Tachykardiesyndroms (POTS)

1. Körperliche Aktivität und Training
   Empfohlene Übungen:
   - Horizontale Übungen wie Rudern, Schwimmen oder Liegeradfahren zur Vermeidung der aufrechten Haltung, die POTS-Symptome auslösen kann.
   - Schrittweise Erhöhung der Dauer und Intensität der Übungen mit fortschreitender Fitness.
   - Langsame Integration der aufrechten Haltung je nach individueller Verträglichkeit.
   - Überwachtes Training zur Optimierung der funktionellen Kapazität.
     (Fu und Levine 2018)
2. Nicht-pharmakologische Interventionen
   Maßnahmen zur Symptomlinderung:
   - Schlafen in Kopfhochlage zur Verbesserung der Kreislaufregulation.
   - Kompressionskleidung für den Unterkörper (bis zum Xiphoid oder Becken), Bauchbinde, Kompressionsstrümpfe.
     (Fu und Levine 2018)
   Akute physische Gegenmaßnahmen:

3.9 POTS

- Zusammendrücken eines Gummiballs.
- Überkreuzen der Beine im Sitzen oder Stehen.
- Muskelpumpen (z. B. wiederholtes Anspannen der Beinmuskulatur).
- Hocken zur kurzfristigen Stabilisierung des Blutdrucks.
- Unterdruckatmung zur Verbesserung der Kreislaufregulation.
(Fu und Levine 2018)
Lebensstilmaßnahmen:
- Ernährungsanpassungen (z. B. erhöhte Salz- und Flüssigkeitsaufnahme).
- Stressreduktion durch Entspannungstechniken.
(Grach et al. 2023; Narasimhan et al. 2029)

3. Medikamentöse Therapie
Medikamente zur Behandlung von POTS:
- Betablocker zur Senkung der Herzfrequenz.
- Ivabradin zur Herzfrequenzregulation.
- Fludrocortison zur Verbesserung des Blutvolumens.
- Midodrin zur Gefäßverengung und Stabilisierung des Blutdrucks.
(Grach et al. 2023; Narasimhan et al. 2022)

4. Ergänzende Therapien
Ergänzende Substanzen zur Unterstützung der Therapie:
- Eisen zur Verbesserung der Sauerstoffversorgung.
- Vitamin D zur Unterstützung des Immunsystems und der Kreislaufregulation.
- Alpha-Liponsäure zur antioxidativen Unterstützung.
- Erythropoietin zur Erhöhung der roten Blutkörperchen.
- IVIG (intravenöse Immunglobuline) zur immunmodulatorischen Wirkung.
- Desmopressin zur Verbesserung der Flüssigkeitsretention.
(Grach et al. 2023; Narasimhan et al. 2022).

5. Herausforderungen bei Diagnose und Behandlung
Komplexität der Erkrankung:
- Unterschiedliche pathophysiologische Mechanismen erschweren die Behandlung.
- Keine universelle Therapie – individuelle Anpassung notwendig.
- Präzise Charakterisierung der POTS-Phänotypen erforderlich.
(Narasimhan et al. 2022).

POTS erfordert eine individuell angepasste, multimodale Therapie. Neben körperlicher Aktivität und nicht-pharmakologischen Maßnahmen spielen Medikamente und ergänzende Substanzen eine Rolle. Eine präzise Diagnostik und personalisierte Behandlung sind essenziell für eine erfolgreiche Therapie.

3.10 Teletherapie

Physiotherapeutische Rehabilitation aus der Ferne mit Hilfe von Informations- und Kommunikationstechnologien (IKT), auch Teletherapie genannt, ist eine Dienstleistung, die heute in vielen Ländern verfügbar ist (Faizullabhoy und Wani 1970). ICT ermöglicht medizinische Interventionen, ohne dass man sich mit dem Patienten im selben Raum befindet. Teletherapie hat ein Einsparungspotenzial für Therapeut und Patient und wird in der neurologischen, kardiologischen und physiotherapeutischen muskuloskelettalen Therapie eingesetzt (Peretti et al. 2017). Die Teletherapie ist eine Möglichkeit der Fernbehandlung von Post-Covid, coronapositiven Patienten oder Therapeuten.

Mögliche therapeutische Optionen:

- Beratung
- Aufklärung
- Anleitung zu Therapien (z. B. Atemtherapie, Pulskontrolle, Pacing handeln)
- Fragebögen

Gerade für Fatigue-Patienten ist die Teletherapie eine gute Therapieform, da der Patient nicht extra in die Praxis kommen muss und somit nicht zusätzlichen kognitiven Reizen und körperlichen Belastungen durch das Hin- und Herfahren zur Praxis ausgesetzt ist (Galiano-Castillo et al. 2016). Telerehabilitation und Telerehabilitationstherapie synchrone Durchführung:

- Telefon
- App
- Videoübertragung

Telerehabilitation und Telerehabilitationstherapie asynchrone Durchführung:

- Informationen (vorproduzierte Videos oder Texte) (Bini und Mahajan 2017)

Darüber hinaus gibt es eine Mischform, bei der die Rehabilitation zum Teil teletherapeutisch und zum Teil persönlich in der Rehabilitationseinrichtung durchgeführt wird. Die Telerehabilitation bietet mehrere Vorteile.

- Einsparungspotential
- patientenzentriert
- effiziente Arbeitsweise

3.10 Teletherapie

Die Therapie auf Distanz schafft eine Konstellation, in der sich der Patient nicht nur auf die unmittelbare Anwesenheit des Therapeuten verlassen muss. Sie rückt Eigenaktivität, Adhärenz, internale Kontrollüberzeugung und – für die Rehabilitation entscheidend – Eigeninitiative und Selbstwirksamkeit in den Vordergrund (Pugliese und Wolff 2020; Rawlinson und Connell 2021). Die Telerehabilitation scheint somit ein Mittel der Wahl zu sein, um Patienten zu motivieren, die eigene Genesung effektiv zu fördern und die Abhängigkeit vom Therapeuten zu reduzieren (Brennan et al. 2009; Riva und Gaggioli 2009; Tsai et al. 2017). Eine teletherapeutische Intervention einschließlich Physiotherapie für Patienten, die zwar infiziert sind, sich aber bis zu einem gewissen Grad selbst versorgen können, ist über Telekommunikation möglich und reduziert das Ansteckungsrisiko für den Therapeuten (Turcinovic et al. 2021). Ebenso können infizierte Therapeuten, die sich in Quarantäne befinden, über Telekommunikation mit Patienten arbeiten (Schinköthe et al. 2020; Salawu et al. 2020). Patienten mit hohem Leidensdruck und Schwäche können ihre eigenen Ressourcen schonen und müssen sich nicht durch lange Wege zum Therapeuten zusätzlich belasten. Gleiches gilt für Langzeitpatienten, die eine große und komplexe Klientel in physiotherapeutischen Praxen darstellen und von der Online-Therapie profitieren können. (Hinman und Maher 2024; McGregor et al. 2024).

Fazit

Patienten mit Long- oder Post-Covid-Symptomatik sind oft zu erschöpft, um zusätzliche Wege zur Behandlung auf sich zu nehmen. Viele ME/CFS Patienten sind zu Hause oder im schlimmsten Fall bettlägerig und stellen eine Herausforderung im klinischen Alltag dar. Gerade hier lohnt es sich, diese Patienten telemedizinisch zu betreuen. Die Möglichkeiten der Teletherapie stellen in dieser Situation nicht nur eine notgedrungene Alternative, sondern eine primäre Behandlungsmöglichkeit mit erstaunlichen Effekten dar (Mayer-Huber et al. 2024; McGregor et al. 2024).

Was Sie aus diesem *essential* mitnehmen können

- Eine Vielzahl von Untersuchungen ist erforderlich, um eine adäquate Therapie zu gewährleisten.
- Eine multimodale Therapie ist für eine optimale Therapie von entscheidender Bedeutung.
- In Bezug auf die Physiotherapie/Ergotherapie besteht die Möglichkeit, verschiedene Ansätze zu integrieren, um das Krankheitsbild zu behandeln.
- Eine Infektion mit dem Coronavirus kann multifaktorielle Folgen nach sich ziehen.

Literatur

Aboseif A, Bireley JD, Li Y. Autoimmunity and postural orthostatic tachycardia syndrome: implications in diagnosis and management 2023. PMID: 37400156. https://doi.org/10.3949/ccjm.90a.22093.

Al-Aly Z, Agarwal A, Alwan N. Long COVID: long-term health outcomes and implications for policy and research 2023. PMID: 36319780, PMCID: PMC9628426. https://doi.org/10.1038/s41581-022-00652-2.

André F, Böckle BC. Sjögren's syndrome 2022. PMID: 35775593, PMCID: PMC9539881. https://doi.org/10.1111/ddg.14823.

Angioni R, Bonfanti M, Caporale N. RAGE engagement by SARS-CoV-2 enables monocyte infection and underlies COVID-19 severity. Cell Rep Med. 2023;4(11):101266. https://doi.org/10.1016/j.xcrm.2023.101266.

Angeli AM, Salonen BR, Ganesh R. Symptom presentation by phenotype of postural orthostatic tachycardia syndrome 2024. PMID: 38168762, PMCID: PMC10761725. https://doi.org/10.1038/s41598-023-50886-8.

Asadi-Pooya AA, Akbari A, Emami A. Long COVID syndrome-associated brain fog 2022. PMID: 34672377, PMCID: PMC8662118. https://doi.org/10.1002/jmv.27404.

Ata B, Vermeulen N, Mocanu E. SARS-CoV-2, fertility and assisted reproduction 2023. PMID: 36374645, PMCID: PMC9976972. https://doi.org/10.1093/humupd/dmac037.

Ayala F. Clinical presentation of psoriasis 2007. PMID: 17828342.

Azcue N, Del Pino R, Acera M. Dysautonomia and small fiber neuropathy in post-COVID condition and Chronic Fatigue Syndrome 2023. PMID: 37968647, PMCID: PMC10648633. https://doi.org/10.1186/s12967-023-04678-3.

Baraniuk JN, Petrie KN, Le U. Neuropathology in rhinosinusitis 2004. PMID: 15477496. https://doi.org/10.1164/rccm.200403-357OC.

Bateman L, Bested AC, Bonilla HF. Myalgic encephalomyelitis/chronic fatigue syndrome: essentials of diagnosis and management 2021. PMID: 34454716. https://doi.org/10.1016/j.mayocp.2021.07.004.

Brennan DM, Mawson S, Brownsell S. Telerehabilitation: enabling the remote delivery of healthcare, rehabilitation, and self management. Stud Health Technol Inform. 2009;145:231–48.

Bernal KDE, Whitehurst CB. Incidence of Epstein-Barr virus reactivation is elevated in COVID-19 patients 2023. PMID: 37364815, PMCID: PMC10292739. https://doi.org/10.1016/j.virusres.2023.199157.

Bested AC, Marshall LM. Review of myalgic encephalomyelitis/chronic fatigue syndrome: an evidence-based approach to diagnosis and management by clinicians 2015. PMID: 26613325. https://doi.org/10.1515/reveh-2015-0026.

Bini SA, Mahajan J. Clinical outcomes of remote asynchronous telerehabilitation are equivalent to traditional therapy following total knee arthroplasty: a randomized control study. J Telemed Telecare. 2017;23(2):239–47. https://doi.org/10.1177/1357633x16634518.

Bower JE. Cancer-related fatigue—mechanisms, risk factors, and treatments 2014. PMID: 25113839, PMCID: PMC4664449. https://doi.org/10.1038/nrclinonc.2014.127.

Byrne RA, Rossello X, Coughlan JJ. 2023 ESC Guidelines for the management of acute coronary syndromes ESC Scientific Document Group. PMID: 37622654. https://doi.org/10.1093/eurheartj/ehad191.

Cabrera CI, Hicks K, Rodriguez K. Comparison of the incidence of smell and taste disorders between influenza and COVID-19 2024. PMID: 38157588. https://doi.org/10.1016/j.amjoto.2023.104176.

Calabria M, García-Sánchez C, Grunden N. Post-COVID-19 fatigue: the contribution of cognitive and neuropsychiatric symptoms 2022. PMID: 35488918, PMCID: PMC9055007. https://doi.org/10.1007/s00415-022-11141-8.

Cajanding RJM. Silent hypoxia in COVID-19 pneumonia: state of knowledge, pathophysiology, mechanisms, and management. AACN Adv Crit Care. 2022;33(2):143–53. https://doi.org/10.4037/aacnacc2022448.

Carruthers BM, van de Sande MI, De Meirleir KL. Myalgic encephalomyelitis: international consensus criteria 2011. PMID: 21777306, PMCID: PMC3427890. https://doi.org/10.1111/j.1365-2796.2011.02428.x.

Cascio MA, Mukhdomi T. Small fiber neuropathy 2024. PMID: 35881752, Bookshelf ID: NBK582147.

Castles A, Kohnen S, Nickels L. Developmental disorders: what can be learned from cognitive neuropsychology? 2014. PMID: 24324246, PMCID: PMC3866432. https://doi.org/10.1098/rstb.2013.0407.

Ceban F, Ling S, Lui LMW. Fatigue and cognitive impairment in post-COVID-19 syndrome: a systematic review and meta-analysis 2022. PMID: 34973396, PMCID: PMC8715665. https://doi.org/10.1016/j.bbi.2021.12.020.

Centeno-Cortez AK, Díaz-Chávez B, Santoyo-Saavedra DR. Respiratory physiotherapy in post-acute COVID-19 adult patients: systematic review of literature 2022. PMID: 35271227, PMCID: PMC10395915.

Chhabra N, Grill MF, Singh RBH. Post-COVID headache: a literature review 2022. PMID: 36197571, PMCID: PMC9533267. https://doi.org/10.1007/s11916-022-01086-y.

Chirumbolo A, Antonino Callea A, Urbini F. Living in liquid times: the relationships among job insecurity, life uncertainty, and psychosocial well-being 2022. PMID: 36429943, PMCID: PMC9690982. https://doi.org/10.3390/ijerph192215225.

Chu L, Valencia IJ, Garvert DW. Deconstructing post-exertional malaise in myalgic encephalomyelitis/chronic fatigue syndrome: a patient-centered, cross-sectional survey 2018. PMID: 29856774, PMCID: PMC5983853. https://doi.org/10.1371/journal.pone.0197811.

Chuang HJ, Lin CW, Hsiao MY. Long COVID and rehabilitation 2024. PMID: 37061399, PMCID: PMC10101546. https://doi.org/10.1016/j.jfma.2023.03.022.

Clayton EW. Beyond myalgic encephalomyelitis/chronic fatigue syndrome: an IOM report on redefining an illness 2015. PMID: 25668027. https://doi.org/10.1001/jama.2015.1346.

Cohen SP, Vase L, Hooten WM. Chronic pain: an update on burden, best practices, and new advances 2021. PMID: 34062143. https://doi.org/10.1016/S0140-6736(21)00393-7.

Conway AE, Verdi M, Shaker MS. Beyond confirmed mast cell activation syndrome: approaching patients with dysautonomia and related conditions 2024. PMID: 38499084. https://doi.org/10.1016/j.jaip.2024.03.019.

Coscia F, Di Filippo ES, Gigliotti PV. Effect of physical activity on long COVID fatigue: an unsolved enigma 2023. PMID: 37667865, PMCID: PMC10583148. https://doi.org/10.4081/ejtm.2023.11639.

D'Agnelli S, Arendt-Nielsen L, Gerra MC. Fibromyalgia: genetics and epigenetics insights may provide the basis for the development of diagnostic biomarkers 2019. PMID: 30486733, PMCID: PMC6322092. https://doi.org/10.1177/1744806918819944.

Dai X, Cao X, Jiang Q. Neurological complications of COVID-19. QJM. 2023;116(3):161–80. https://doi.org/10.1093/qjmed/hcac272. PMID: 36484692.

Davenport TE, Stevens SR, VanNess MJ. Conceptual model for physical therapist management of chronic fatigue syndrome/myalgic encephalomyelitis 2010. PMID: 20185614. https://doi.org/10.2522/ptj.20090047.

Davis HE, McCorkell L, Moore Vogel J. Long COVID: major findings, mechanisms and recommendations 2023. PMID: 36639608, PMCID: PMC9839201. https://doi.org/10.1038/s41579-022-00846-2.

Décary S, Brown D, Davenport TE. Does the Collaborative Consensus Guidance Statement put the exercise "cart" before the pacing and pharmacological "horses" in long COVID/PASC? 2021 Long COVID Physio International Executive Board. PMID: 34617371. https://doi.org/10.1002/pmrj.12718.

De Facio CA, Guimarães FS, Teixeira da Cruz AG. Post-COVID-19 functional status scale: cross-cultural adaptation and measurement properties of the Brazilian Portuguese version 2023. PMID: 37201307, PMCID: PMC10126223. https://doi.org/10.1016/j.bjpt.2023.100503.

De Oliveira Almeida K, Gonzalez Nogueira Alves L, de Queiroz RS. A systematic review on physical function, activities of daily living and health-related quality of life in COVID-19 survivors 2022. PMID: 35404175, PMCID: PMC9006095. https://doi.org/10.1177/17423953221089309.

Devaux CA, Lagier JC. Unraveling the underlying molecular mechanism of 'silent hypoxia' in COVID-19 patients suggests a central role for angiotensin II modulation of the AT1R-hypoxia-inducible factor signaling pathway 2023. PMID: 36983445, PMCID: PMC10056466. https://doi.org/10.3390/jcm12062445.

DiBenedetti D, Soliman AM, Gupta C. Patients' perspectives of endometriosis-related fatigue: qualitative interviews 2020. PMID: 32377820, PMCID: PMC7203274. https://doi.org/10.1186/s41687-020-00200-1.

Dohrn MF, Dumke C, Hornemann T. Deoxy-sphingolipids, oxidative stress, and vitamin C correlate with qualitative and quantitative patterns of small fiber dysfunction and degeneration 2022. PMID: 35239546, PMCID: PMC9393801. https://doi.org/10.1097/j.pain.0000000000002580.

Duan MJF, Zhu Y, Dekker LH. Effects of education and income on incident type 2 diabetes and cardiovascular diseases: a dutch prospective study 2022. PMID: 35419742, PMCID: PMC9640500. https://doi.org/10.1007/s11606-022-07548-8.

Dukes JC, Chakan M, Mills A. Approach to fatigue: best practice 2021. PMID: 33246515. https://doi.org/10.1016/j.mcna.2020.09.007.

Elmer N, Reisshauer A, Liebl M. Stille Hypoxie nach COVID-19 – gefährliche Unbekannte für die Rehabilitation May 2021. Physikalische Med Rehabilitationsmedizin Kurortmedizin. 32(01). https://doi.org/10.1055/a-1494-3374.

El-Salhy M. Intestinal bacteria associated with irritable bowel syndrome and chronic fatigue 2023. PMID: 37246923. https://doi.org/10.1111/nmo.14621.

Fanciulli A, Campese N, Wenning GK. The Schellong test: detecting orthostatic blood pressure and heart rate changes in German-speaking countries 2019. PMID: 31273549. https://doi.org/10.1007/s10286-019-00619-7.

Fedorowski A, Olsén MF, Nikesjö F. Cardiorespiratory dysautonomia in post-COVID-19 condition: manifestations, mechanisms and management 2023. PMID: 37183186. https://doi.org/10.1111/joim.13652.

Fesharaki-Zadeh A, Arnsten AFT, Wang M. Scientific rationale for the treatment of cognitive deficits from Long COVID 2023. PMID: 37368329, PMCID: PMC10303664. https://doi.org/10.3390/neurolint15020045.

Finsterer J. Small fiber neuropathy underlying dysautonomia in COVID-19 and in post-SARS-CoV-2 vaccination and long-COVID syndromes 2022. PMID: 35385125, PMCID: PMC9088382. https://doi.org/10.1002/mus.27554.

Forchette L, Sebastian W, Liu T. A comprehensive review of COVID-19 virology, vaccines, variants, and therapeutics 2021. PMID: 34241776, PMCID: PMC8267225. https://doi.org/10.1007/s11596-021-2395-1.

Fricchione G. Mind body medicine: a modern bio-psycho-social model forty-five years after Engel 2023. PMID: 36997979, PMCID: PMC10060142. https://doi.org/10.1186/s13030-023-00268-3.

Frohnhofen H, Popp R. Sleep and sleep disorders in old age 2022. PMID: 35226925. https://doi.org/10.1055/a-1495-3348.

Fu Q, Levine BD. Exercise and non-pharmacological treatment of POTS 2018. PMID: 30001836, PMCID: PMC6289756. https://doi.org/10.1016/j.autneu.2018.07.001.

Galiano-Castillo N, Cantarero-Villanueva I, Fernández-Lao C. Telehealth system: a randomized controlled trial evaluating the impact of an internet-based exercise intervention on quality of life, pain, muscle strength, and fatigue in breast cancer survivors 2016. PMID: 27332968. https://doi.org/10.1002/cncr.30172.

García-Azorín D, Trigo J, Talavera B. Frequency and type of red flags in patients with COVID-19 and headache: a series of 104 hospitalized patients 2020. PMID: 32790215, PMCID: PMC7436570. https://doi.org/10.1111/head.13927.

Gavelin HM, Dong C, Minkov R. Combined physical and cognitive training for older adults with and without cognitive impairment: a systematic review and network meta-analysis of randomized controlled trials 2021. PMID: 33249177. https://doi.org/10.1016/j.arr.2020.101232.

Gendre T, Lefaucheur JP, Nordine T. Characterizing acute-onset small fiber neuropathy 2024. PMID: 38170952, PMCID: PMC10766082. https://doi.org/10.1212/NXI.0000000000200195.

Gialluisi A, Bonaccio M, Di Castelnuovo A. Lifestyle and biological factors influence the relationship between mental health and low-grade inflammation 2020. PMID: 31055172. https://doi.org/10.1016/j.bbi.2019.04.041.

Gilhus NE. Physical training and exercise in myasthenia gravis 2021. PMID: 33461846. https://doi.org/10.1016/j.nmd.2020.12.004.

Gosselink R. Breathing techniques in patients with chronic obstructive pulmonary disease (COPD) 2004. PMID: 16281658. https://doi.org/10.1191/1479972304cd020rs.

Goudsmit ELM, Nijs J, Jason LA. Pacing as a strategy to improve energy management in myalgic encephalomyelitis/chronic fatigue syndrome: a consensus document 2011. PMID: 22181560. https://doi.org/10.3109/09638288.2011.635746.

Grach SL, Seltzer J, Chon TY. Diagnosis and management of myalgic encephalomyelitis/chronic fatigue syndrome 2023. PMID: 37793728. https://doi.org/10.1016/j.mayocp.2023.07.032.

Grau M, Ibershoff L, Zacher J. Even patients with mild COVID-19 symptoms after SARS-CoV-2 infection show prolonged altered red blood cell morphology and rheological parameters. PMID: 35419946, PMCID: PMC9097836. https://doi.org/10.1111/jcmm.17320.

Greer N, Bart B, Billington CJ. COVID-19 postacute care major organ damage: a systematic review 2022. PMID: 36002211, PMCID: PMC9412042. https://doi.org/10.1136/bmj open-2022-061245.

Guan WJ, Ni ZY, Hu Y, et al. Clinical characteristics of coronavirus disease 2019 in China. N Engl J Med. 2020;382:1708–20.

Gunning WT, Stepkowski SM, Kramer PM. Inflammatory biomarkers in postural orthostatic tachycardia syndrome with elevated G-protein-coupled receptor autoantibodies 2021. PMID: 33562074, PMCID: PMC7914580. https://doi.org/10.3390/jcm10040623.

Hakim A, DeWandele I, O'Callaghan C. Chronic fatigue in Ehlers-Danlos syndrome-Hypermobile type 2017. PMID: 28186393. https://doi.org/10.1002/ajmg.c.31542.

Hall AM, Maher CG, Latimer J. The patient-specific functional scale is more responsive than the Roland Morris disability questionnaire when activity limitation is low. PMID: 20628767, PMCID: PMC3036014. https://doi.org/10.1007/s00586-010-1521-8.

Halperin JJ. Nervous system Lyme disease 2015. PMID: 25999221. https://doi.org/10.1016/j.idc.2015.02.002.

Hampshire A, Azor A, Atchison C. Cognition and memory after covid-19 in a large community sample 2024. PMID: 38416429, PMCID: PMC7615803. https://doi.org/10.1056/NEJMoa2311330.

Häuser W, Sarzi-Puttini P, Fitzcharles MA. Fibromyalgia syndrome: under-, over- and misdiagnosis 2019. PMID: 30747096.

Hanson SW, Abbafati C, Aerts JC. Estimated global proportions of individuals with persistent fatigue, cognitive, and respiratory symptom clusters following symptomatic COVID-19 in 2020 and 2021,Global Burden of Disease Long COVID Collaborators; 2022. PMID: 36215063, PMCID: PMC9552043. https://doi.org/10.1001/jama.2022.18931.

Hausotter W. Long- und post-COVID versus chronic fatigue syndrome 2023. PMID: 37193344, PMCID: PMC10169290. https://doi.org/10.1007/s11298-023-3191-y.

Hedstrom KL, Murtie JC, Albers K. Treating small fiber neuropathy by topical application of a small molecule modulator of ligand-induced GFRα/RET receptor signaling 2014. PMID: 24449858, PMCID: PMC3926041. https://doi.org/10.1073/pnas.1308889111.

Henriksson H, Henriksson P, Tynelius P. Cardiorespiratory fitness, muscular strength, and obesity in adolescence and later chronic disability due to cardiovascular disease: a cohort study of 1 million men 2020. PMID: 31710669, PMCID: PMC7154806. https://doi.org/10.1093/eurheartj/ehz774.

Hinman RS, Maher CG. (2024). Rehabilitation for post-covid-19 condition. BMJ (Clin Res Ed). q20. https://doi.org/10.1136/bmj.q20.

Hoitsma E, De Vries J, Drent M. The small fiber neuropathy screening list: construction and cross-validation in sarcoidosis 2011. PMID: 20889323. https://doi.org/10.1016/j.rmed.2010.09.014.

Hu CL, Zheng MJ, He XX. COVID-19 and bone health. Eur Rev Med Pharmacol Sci. 2023Apr;27(7):3191–200. https://doi.org/10.26355/eurrev_202304_31953. PMID: 37070922.

Huang CS, Yan YJ, Luo YT. Effects of dance therapy on cognitive and mental health in adults aged 55 years and older with mild cognitive impairment: a systematic review and meta-analysis 2023. PMID: 37880590, PMCID: PMC10601250. https://doi.org/10.1186/s12877-023-04406-y. https://covid.cdc.gov/covid-data-tracker/#variant-proportions.

Jäkel, B, Kedor C, Grabowski P. 'Hand grip strength and fatigability: correlation with clinical parameters and diagnostic suitability in ME/CFS' 2021. PMID: 33874961, PMCID: PMC8056497. https://doi.org/10.1186/s12967-021-02774-w.

Jason L, Muldowney K, Torres-Harding S. The energy envelope theory and myalgic encephalomyelitis/chronic fatigue syndrome 2008. PMID: 18578185. https://doi.org/10.3928/08910162-20080501-06.

Jervis W, Shah N, Mongolu SK. Severe proximal myopathy secondary to Hashimoto's thyroiditis 2019. PMID: 31352397, PMCID: PMC6663251. https://doi.org/10.1136/bcr-2019-230427.

Jia L, Du Y, Chu L. Prevalence, risk factors, and management of dementia and mild cognitive impairment in adults aged 60 years or older in China: a cross-sectional study 2020. PMID: 33271079. https://doi.org/10.1016/S2468-2667(20)30185-7.

Jopson L, Dyson JK, Jones DEJ. Understanding and treating fatigue in primary biliary cirrhosis and primary sclerosing cholangitis 2016. PMID: 26593295. https://doi.org/10.1016/j.cld.2015.08.007.

Jusot F, Khlat M, Rochereau T. Job loss from poor health, smoking and obesity: a national prospective survey in France 2008. PMID: 18339826, PMCID: PMC2569830. https://doi.org/10.1136/jech.2007.060772.

Kabeerdoss J, Pilania RK, Karkhele R. Severe COVID-19, multisystem inflammatory syndrome in children, and Kawasaki disease: immunological mechanisms, clinical manifestations and management 2021. PMID: 33219837, PMCID: PMC7680080. https://doi.org/10.1007/s00296-020-04749-4.

Kang JM, Cho YS, Park S. Montreal cognitive assessment reflects cognitive reserve 2018. PMID: 30376815, PMCID: PMC6208087. https://doi.org/10.1186/s12877-018-0951-8.

Kedor C, Freitag H, Meyer-Arndt L. A prospective observational study of post-COVID-19 chronic fatigue syndrome following the first pandemic wave in Germany and biomarkers associated with symptom severity 2022. PMID: 36042189, PMCID: PMC9426365. https://doi.org/10.1038/s41467-022-32507-6.

Khoury DS, Cromer D, Reynaldi A. Neutralizing antibody levels are highly predictive of immune protection from symptomatic SARS-CoV-2 infection 2021. PMID: 34002089. https://doi.org/10.1038/s41591-021-01377-8.

Kim L, Kedor C, Buttgereit F. Characterizing Sjögren-associated fatigue: a distinct phenotype from ME/CFS 2023. PMID: 37568396, PMCID: PMC10419548. https://doi.org/10.3390/jcm12154994.

Kleinstäuber M, Schröder A, Daehler S. Aetiological understanding of fibromyalgia, irritable bowel syndrome, chronic fatigue syndrome and classificatory analogues: a systematic umbrella review 2023. PMID: 38356902, PMCID: PMC10863637. https://doi.org/10.32872/cpe.11179.

Kohno R, Cannom DS, Olshansky B. Mast cell activation disorder and postural orthostatic tachycardia syndrome: a clinical association 2021. PMID: 34398691, PMCID: PMC8649306. https://doi.org/10.1161/JAHA.121.021002.

Kluding PM, Pasnoor M, Singh R. The effect of exercise on neuropathic symptoms, nerve function, and cutaneous innervation in people with diabetic peripheral neuropathy 2012. PMID: 22717465, PMCID: PMC3436981. https://doi.org/10.1016/j.jdiacomp.2012.05.007.

Komaroff AL, Lipkin WI. (2021). Insights from Long COVID and ME/CFS. JAMA. https://doi.org/10.1016/j.molmed.2021.06.002.

Koole SL. The psychology of emotion regulation: an integrative review. 2007. https://doi.org/10.1080/02699930802619031.

Kreutz R, Brunström M, Burnier M. European Society of Hypertension clinical practice guidelines for the management of arterial hypertension 2024. PMID: 38914505. https://doi.org/10.1016/j.ejim.2024.05.033.

Kröner-Herwig B. Influence of cognitive-emotional processing on pain and disability. A psychobiological perspective 2014. PMID: 25209932. https://doi.org/10.1007/s00482-014-1468-5.

Kuo BCH. Collectivism and coping: current theories, evidence, and measurements of collective coping 2012. PMID: 22335198. https://doi.org/10.1080/00207594.2011.640681.

Ladlow P, Bennett AN, O'Sullivan O. Exercise therapy for post-COVID-19 condition-does no harm 2024. PMID: 38573640. https://doi.org/10.1001/jamanetworkopen.2024.6959.

Lam ICH, Wong CKH, Zhang R. Long-term post-acute sequelae of COVID-19 infection: a retrospective, multi-database cohort study in Hong Kong and the UK. PMID: 37197226, PMCID: PMC10173760. https://doi.org/10.1016/j.eclinm.2023.102000.

Latimer KL, Gunther A, Kopec M. Fatigue in adults: evaluation and management 2023. PMID: 37440739.

Leng A, Shah M, Ahmad SA. Pathogenesis underlying neurological manifestations of long COVID syndrome and potential therapeutics. PMID: 36899952, PMCID: PMC10001044. https://doi.org/10.3390/cells12050816.

Li D, Cao W, Zhou W. COVID-19 and primary wound healing: a new insights and advance 2023. PMID: 37488776, PMCID: PMC10681437. https://doi.org/10.1111/iwj.14324.

Li J, Bai H, Qiao H. Causal effects of COVID-19 on cancer risk: a Mendelian randomization study 2023. PMID: 37185860. https://doi.org/10.1002/jmv.28722.

Lin JS, O'Connor E, Rossom RC. Screening for cognitive impairment in older adults: an evidence update for the U.S. Preventive Services Task Force Rockville (MD): agency for healthcare research and quality (US); 2013 Nov. Report No.: 14-05198-EF-1.U.S.

Preventive Services Task Force Evidence Syntheses, formerly Systematic Evidence Reviews 2013. PMID: 24354019, Bookshelf ID: NBK174643.

Lippi G, Sanchis-Gomar F, Henry BM. COVID-19 and its long-term sequelae: what do we know in 2023? PMID: 36626183. https://doi.org/10.20452/pamw.16402.

Lleo A, Wang GQ, Gershwin ME. Primary biliary cholangitis 2020. PMID: 33308474. https://doi.org/10.1016/S0140-6736(20)31607-X.

Lu S, Wei F, Li G. The evolution of the concept of stress and the framework of the stress system 2021. PMID: 34124582, PMCID: PMC8166217. https://doi.org/10.15698/cst2021.06.250.

Lugg W. The biopsychosocial model – history, controversy and Engel 2021. PMID: 34748708. https://doi.org/10.1177/10398562211037333.

Magdy R, Hussein M, Ragaie C. Characteristics of headache attributed to COVID-19 infection and predictors of its frequency and intensity: a cross sectional study 2020. PMID: 33146038, PMCID: PMC7645600. https://doi.org/10.1177/0333102420965140.

Main CJ, Sullivan MJL, Watson PJ. Pain management: practical applications of the biopsychosocial perspective in clinical and occupational settings. London: Elsevier; 2008. ISBN: 9780443100697, 0443100691.

Manjaly ZM, Harrison NA, Critchley HD. Pathophysiological and cognitive mechanisms of fatigue in multiple sclerosis 2019. PMID: 30683707, PMCID: PMC6581095. https://doi.org/10.1136/jnnp-2018-320050.

Martyn JA, Paliadelis P, Perry C. The safe administration of medication: nursing behaviours beyond the five-rights 2019. PMID: 31132586. https://doi.org/10.1016/j.nepr.2019.05.006.

Mayer-Huber S, Kircher A, Eberhartinger M. Multimodale Behandlungsstrategien für hausgebundene Menschen mit schwerem ME/CFS: ein Scoping Review. Gesundheitswesen (Bundesverband der Ärzte des Öffentlichen Gesundheitsdienstes (Germany)) 2024. https://doi.org/10.1055/a-2323-4108.

McGregor G, Sandhu H, Bruce J. Clinical effectiveness of an online supervised group physical and mental health rehabilitation programme for adults with post-covid-19 condition (REGAIN study): multicentre randomised controlled trial. BMJ (Clin Res Ed). 2024:e076506. https://doi.org/10.1136/bmj-2023-076506.

Mckay PG, Martin R, Walker H. Chronic fatigue syndrome (CFS)/Myalgic Encephalomyelitis (ME) and Fibromyalgia (FM): the foundation of a relationship 2019. PMID: 33633851, PMCID: PMC7882776. https://doi.org/10.1177/2049463719875164.

McTiernan A, Friedenreich CM, Katzmarzyk PT. Physical activity in cancer prevention and survival: a systematic review 2019. PMID: 31095082, PMCID: PMC6527123. https://doi.org/10.1249/MSS.0000000000001937.

Mendes LP, Moraes KS, Hoffman M. Effects of diaphragmatic breathing with and without pursed-lips breathing in subjects with COPD 2018. PMID: 30154127. https://doi.org/10.4187/respcare.06319.

Miętkiewska-Szwacka K, Domin R, Kwissa M. Effect of COVID-19 on blood pressure profile and oxygen pulse during and after the cardiopulmonary exercise test in healthy adults 2023. PMID: 37445518, PMCID: PMC10342255. https://doi.org/10.3390/jcm12134483.

Mueller BR, Robinson-Papp J. Postural orthostatic tachycardia syndrome and migraine: a narrative review 2022. PMID: 35852052. https://doi.org/10.1111/head.14365.

Munblit D, Nicholson T, Akrami A. A core outcome set for post-COVID-19 condition in adults for use in clinical practice and research: an international Delphi consensus study; PC-COS project steering committee Collaborators, 2022. PMID: 35714658, PMCID: PMC9197249. https://doi.org/10.1016/S2213-2600(22)00169-2.

Mysiris D, Vavougios GD, Karamichali E. Post-COVID-19 Parkinsonism and Parkinson's disease pathogenesis: the exosomal cargo hypothesis. PMID: 36077138, PMCID: PMC9456372. https://doi.org/10.3390/ijms23179739.

Nalbandian A, Sehgal K, Gupta A. Post-acute COVID-19 syndrome. PMID: 33753937, PMCID: PMC8893149. https://doi.org/10.1038/s41591-021-01283-z.

Nainggolan L, Dewi BE, Harianja GA. COVID-19 screening score for patients without acute respiratory symptoms undergoing emergency medical procedures in Indonesia. Am J Trop Med Hyg. 2023;108(6):1244–48. https://doi.org/10.4269/ajtmh.22-0479. PMID: 37127269.

Narasimhan B, Aggarwal D, Satish P. Postural orthostatic tachycardia syndrome: pathophysiology, management, and experimental therapies 2022. PMID: 36094001. https://doi.org/10.1080/13543784.2022.2121697.

Nguyen T, Johnston S, Chacko A. Novel characterisation of mast cell phenotypes from peripheral blood mononuclear cells in chronic fatigue syndrome/myalgic encephalomyelitis patients 2017. PMID: 27362406. https://doi.org/10.12932/ap0771.

Nirenberg MJ, Chaouni R, Biller TM. A novel TRPA1 variant is associated with carbamazepine-responsive cramp-fasciculation syndrome 2018. PMID: 28436534, PMCID: PMC5654709. https://doi.org/10.1111/cge.13040.

Nittas V, Gao M, West EA. Long COVID through a public health lens: an umbrella review 2022. PMID: 35359614, PMCID: PMC8963488. https://doi.org/10.3389/phrs.2022.1604501.

Nocerino A, Nguyen A, Agrawal M. Fatigue in inflammatory bowel diseases: etiologies and management 2019. PMID: 31760611, PMCID: PMC6979464. https://doi.org/10.1007/s12325-019-01151-w.

Nopp S, Moik F, Klok FA. Outpatient pulmonary rehabilitation in patients with long COVID improves exercise capacity, functional status, dyspnea, fatigue, and quality of life 2022. PMID: 35203084, PMCID: PMC9059007. https://doi.org/10.1159/000522118.

O'Campo P, Gunn V, Perri M. Working conditions, worker rights, and managerial domination during the COVID-19 pandemic: assessing their toll on precariously employed workers and family well-being 2024. PMID: 38813773, PMCID: PMC11157980. https://doi.org/10.1177/27551938241253789.

Pajediene E, Bileviciute-Ljungar I, Friberg D. Sleep patterns among patients with chronic fatigue: a polysomnography-based study 2018. PMID: 28752613. https://doi.org/10.1111/crj.12667.

Paparoupa M, Ho NAH, Schuppert F. Autoimmune hepatitis and membranous glomerulonephritis under immune therapy in chronic hepatitis C 2016. PMID: 27176065. https://doi.org/10.1055/s-0041-106681.

Pastar I, Marjanovic J, Stone RC. Epigenetic regulation of cellular functions in wound healing 2021. PMID: 33690920, PMCID: PMC8324509. https://doi.org/10.1111/exd.14325.

Pavasini R, Guralnik J, Brown JC. Short physical performance battery and all-cause mortality: systematic review and meta-analysis 2016. PMID: 28003033, PMCID: PMC5178082. https://doi.org/10.1186/s12916-016-0763-7.

Peng J, Li Q, Dong J. Case report: the experience of managing a moderate ARDS caused by SARS-CoV-2 Omicron BA.2 variant in Chongqing, China: can we do better? 2022. PMID: 35755038, PMCID: PMC9218179. https://doi.org/10.3389/fmed.2022.921135.

Peretti A, Amenta F, Tayebati SK, Nittari G, Mahdi SS. Telerehabilitation: review of the state-of-the-art and areas of application. JMIR Rehabil Assist Technol. 2017;4(2):e7. https://doi.org/10.2196/rehab.7511.

Petersen EL,Goßling A, Adam G. Multi-organ assessment in mainly non-hospitalized individuals after SARS-CoV-2 infection: the Hamburg City Health Study COVID programme 2022. PMID: 34999762, PMCID: PMC8755397. https://doi.org/10.1093/eurheartj/ehab914.

Premraj L, Kannapadi NV, Briggs J. Mid and long-term neurological and neuropsychiatric manifestations of post-COVID-19 syndrome: a meta-analysis 2022. PMID: 35121209, PMCID: PMC8798975. https://doi.org/10.1016/j.jns.2022.120162.

Prost N, Audureau E, Heming N. Clinical phenotypes and outcomes associated with SARS-CoV-2 variant Omicron in critically ill French patients with COVID-19 2022. PMID: 36224216, PMCID: PMC9555693. https://doi.org/10.1038/s41467-022-33801-z.

Pugliese M, Wolff A. The value of communication, education, and self-management in providing guideline-based care: lessons learned from musculoskeletal telerehabilitation during the COVID-19 crisis. HSS J Musculoskelet J Hosp Spec Surg. 2020;16(S1):160–3. https://doi.org/10.1007/s11420-020-09784-2.

Rahmati M , Yon DK, Lee SW. Effects of COVID-19 vaccination during pregnancy on SARS-CoV-2 infection and maternal and neonatal outcomes: a systematic review and meta-analysis 2023. PMID: 36896895. https://doi.org/10.1002/rmv.2434.

Rahmati M, Yon DK, Lee SW. New-onset neurodegenerative diseases as long-term sequelae of SARS-CoV-2 infection: a systematic review and meta-analysis 2023. PMID: 37394783. https://doi.org/10.1002/jmv.28909.

Ramanayake RPJC, Basnayake BMTK. Evaluation of red flags minimizes missing serious diseases in primary care 2018. PMID: 30090770, PMCID: PMC6060920. https://doi.org/10.4103/jfmpc.jfmpc_510_15.

Ramírez-Paesano C, Clarens CR, Segovia SA. Perioperative opioid-minimization approach as a useful protocol in the management of patients with Ehlers-Danlos syndrome-hypermobility type, craniocervical instability and severe chronic pain who are to undergo occipito-cervical fixation 2023. PMID: 37491286, PMCID: PMC10369693. https://doi.org/10.1186/s13023-023-02829-9.

Rasa S, Nora-Krukle Z, Henning N. Chronic viral infections in ME/CFS and post-viral fatigue. Front Immunol. 2018. https://doi.org/10.1186/s12967-018-1644-y.

Rasmussen IE, Løk M, Durrer CD. Impact of high-intensity interval training on cardiac structure and function after COVID-19: an investigator-blinded randomized controlled trial 2023. PMID: 37391888. https://doi.org/10.1152/japplphysiol.00078.2023.

Rawlinson G, Connell L. Out-patient physiotherapy service delivery post COVID-19: opportunity for a re-set and a new normal? Physiotherapy. 2021;111:1–3. https://doi.org/10.1016/j.physio.2021.02.001.

Riva G, Gaggioli A. Rehabilitation as empowerment: the role of advanced technologies. Stud Health Technol Inform. 2009;145:3–22.

Robert Koch Institut, Epidemiologische Bulletin 5/2021 (04.02.2021). https://www.rki.de/DE/Content/Infekt/EpidBull/Archiv/2021/Ausgaben/05_21.pdf?__blob=publicationFile.

Roe K. An inflammation classification system using cytokine parameters 2021. PMID: 32892387. https://doi.org/10.1111/sji.12970.

Rosenberg ML, Tohidi V, Sherwood K. Evidence for dietary agmatine sulfate effectiveness in neuropathies associated with painful small fiber neuropathy. A pilot open-label consecutive case series study 2020. PMID: 32102167, PMCID: PMC7071502. https://doi.org/10.3390/nu12020576.

Rossettini G, Camerone EM, Carlino E. Context matters: the psychoneurobiological determinants of placebo, nocebo and context-related effects in physiotherapy 2020. PMID: 32537245, PMCID: PMC7288522. https://doi.org/10.1186/s40945-020-00082-y.

Ryabkova VA, Rubinskiy AV, Marchenko VN. Similar patterns of dysautonomia in myalgic encephalomyelitis/chronic fatigue and post-COVID-19 syndromes 2024. PMID: 38251045, PMCID: PMC10801610. https://doi.org/10.3390/pathophysiology31010001.

Salawu A, Green A, Crooks MG. A proposal for multidisciplinary tele-rehabilitation in the assessment and rehabilitation of COVID-19 survivors. Int J Environ Res Public Health. 2020;17(13):4890. https://doi.org/10.3390/ijerph17134890. 10.3390/ijerph17134890.

Sale C. Nutrition and health editorial 2017. PMID: 28298150. https://doi.org/10.1177/0260106017690666.

Salehi M, Amiri S, Ilghari D. The remarkable roles of the receptor for advanced glycation end products (RAGE) and its soluble isoforms in COVID-19: the importance of RAGE pathway in the lung injuries. Indian J Clin Biochem. 2023;38(2):159–71. https://doi.org/10.1007/s12291-022-01081-5. PMCID: PMC9387879.

Sanal-Hayes NEM, Mclaughlin M, Hayes LD. A scoping review of 'Pacing' for management of Myalgic Encephalomyelitis/Chronic Fatigue Syndrome (ME/CFS): lessons learned for the long COVID pandemic. PMID: 37838675, PMCID: PMC10576275. https://doi.org/10.1186/s12967-023-04587-5.

Scheiber B, Spiegl C, Wiederin C. Post-COVID-19 rehabilitation: perception and experience of austrian physiotherapists and physiotherapy students 2021. PMID: 34444477, PMCID: PMC8394152. https://doi.org/10.3390/ijerph18168730.

Schilling C, Meyer-Lindenberg A, Schweiger JI. Cognitive disorders and sleep disturbances in long COVID 2022. PMID: 35576015, PMCID: PMC9109661. https://doi.org/10.1007/s00115-022-01297-z.

Schinköthe T, Gabri MR, Mitterer M, Gouveia P, Heinemann V, Harbeck N, Subklewe M. A web- and app-based connected care solution for COVID-19 in- and outpatient care: qualitative study and application development. JMIR Public Health Surveill. 2020;6(2):e19033. https://doi.org/10.2196/19033.

Scholkmann F, May. CA COVID-19, post-acute COVID-19 syndrome (PACS, "long COVID") and post-COVID-19 vaccination syndrome (PCVS, "post-COVIDvac-syndrome"): similarities and differences. PMID: 37192595, PMCID: PMC10154064. https://doi.org/10.1016/j.prp.2023.154497.

Schultz WM, Kelli HM, Lisko JC. Socioeconomic status and cardiovascular outcomes: challenges and interventions 2018. PMID: 29760227, PMCID: PMC5958918. https://doi.org/10.1161/CIRCULATIONAHA.117.029652.

Schweinhardt P. Where has the 'bio' in bio-psycho-social gone? 2019. PMID: 30893103. https://doi.org/10.1097/SPC.0000000000000420.

Seitz DP, Chan CC, Newton HT. Mini-Cog for the diagnosis of Alzheimer's disease dementia and other dementias within a primary care setting 2018. PMID: 29470861, PMCID: PMC6491332. https://doi.org/10.1002/14651858.CD011415.pub2.

Seo JW, Kim SE, Kim Y. Updated clinical practice guidelines for the diagnosis and management of long COVID 2024. PMID: 38527781, PMCID: PMC10990882. https://doi.org/10.3947/ic.2024.0024.

Shafiee A, Athar MMT, Amini MJ. Reactivation of herpesviruses during COVID-19: a systematic review and meta-analysis 2023. PMID: 36880642. https://doi.org/10.1002/rmv.2437.

Shenoy N, Luchtel R , Gulani P. Considerations for target oxygen saturation in COVID-19 patients: are we under-shooting? 2020. PMID: 32814566, PMCID: PMC7437106. https://doi.org/10.1186/s12916-020-01735-2.

Shikova E, Reshkova V, Kumanova A. Cytomegalovirus, Epstein-Barr virus, and human herpesvirus-6 infections in patients with myalgic encephalomyelitis/chronic fatigue syndrome 2020. PMID: 32129496, PMCID: PMC7687071. https://doi.org/10.1002/jmv.25744.

Siniscalchi M, Iovino P, Tortora R. Fatigue in adult coeliac disease 2005. PMID: 16128688. https://doi.org/10.1111/j.1365-2036.2005.02619.x.

Sivan M, Taylor S. NICE guideline on long covid. PMID: 33361141. https://doi.org/10.1136/bmj.m4938.

Sneddon LU. Comparative physiology of nociception and pain 2018. PMID: 29212893. https://doi.org/10.1152/physiol.00022.2017.

Song J, Cai Y, Wang Y. Health risk, income effect, and the stability of farmers' poverty alleviation in deep poverty areas: a case study of s-county in Qinba mountain area 2022. PMID: 36498124, PMCID: PMC9739424. https://doi.org/10.3390/ijerph192316048.

Sopacua M, Hoeijmakers JGJ, Merkies ISJ. Small-fiber neuropathy: expanding the clinical pain universe 2019. PMID: 30569495. https://doi.org/10.1111/jns.12298.

Speed C, Arneil T, Harle R. Measure by measure: resting heart rate across the 24-hour cycle 2023. PMID: 37115739, PMCID: PMC10146540. https://doi.org/10.1371/journal.pdig.0000236.

Stearns ZR, Carvalho ML, Beneciuk JM. Screening for yellow flags in orthopaedic physical therapy: a clinical framework 2021. PMID: 34465140. https://doi.org/10.2519/jospt.2021.10570.

Stein SR , Ramelli SC , Grazioli A. SARS-CoV-2 infection and persistence in the human body and brain at autopsy 2022. PMID: 36517603, PMCID: PMC9749650. https://doi.org/10.1038/s41586-022-05542-y.

Stock SJ, Carruthers J , Calvert C. SARS-CoV-2 infection and COVID-19 vaccination rates in pregnant women in Scotland 2022. PMID: 35027756, PMCID: PMC8938271. https://doi.org/10.1038/s41591-021-01666-2.

Strand N, Wie C, Peck J. Small fiber neuropathy 2022. PMID: 35384587. https://doi.org/10.1007/s11916-022-01044-8.

Sun Q, Oltra E, Dijck-Brouwer DAJ. Autoantibodies to selenoprotein P in chronic fatigue syndrome suggest selenium transport impairment and acquired resistance to thyroid hormone 2023. PMID: 37423160, PMCID: PMC10338150. https://doi.org/10.1016/j.redox.2023.102796.

Szkody E, Stearns M, Lydia Stanhope L. Stress-buffering role of social support during COVID-19 2021. PMID: 33220082, PMCID: PMC7753728. https://doi.org/10.1111/famp.12618.

Tackey C, Slepian PM, Clarke H. Post-viral pain, fatigue, and sleep disturbance syndromes: current knowledge and future directions 2024. PMID: 38239826, PMCID: PMC10795785. https://doi.org/10.1080/24740527.2023.2272999.

Tanev KS, Camprodon JA, Caplan DN. Telemedicine-based cognitive examinations during COVID-19 and beyond: perspective of the Massachusetts general hospital behavioral neurology & neuropsychiatry group 2023. PMID: 38111331. https://doi.org/10.1176/appi.neuropsych.20220154.

Tobin K, Giuliani MJ, Lacomis D. Comparison of different modalities for detection of small fiber neuropathy 1999. PMID: 10576486. https://doi.org/10.1016/s1388-2457(99)00164-9.

Tomas C, Newton J. Metabolic abnormalities in chronic fatigue syndrome/myalgic encephalomyelitis: a mini-review 2018. PMID: 29666214. https://doi.org/10.1042/BST20170503.

Tesch F, Ehm F, Vivirito A. Incident autoimmune diseases in association with SARS-CoV-2 infection: a matched cohort study 2023. PMID: 37405528, PMCID: PMC10497701. https://doi.org/10.1007/s10067-023-06692-8.

Thaweethai T, Jolley SE, Karlson EW. Development of a definition of postacute sequelae of SARS-CoV-2 infection 2023. PMID: 37278994, PMCID: PMC10214179. https://doi.org/10.1001/jama.2023.8823.

Tsai LLY, McNamara RJ, Moddel C, Alison JA, McKenzie DK, McKeough ZJ. Home-based telerehabilitation via real-time videoconferencing improves endurance exercise capacity in patients with COPD: the randomized controlled TeleR Study. Respirology (Carlton, Vic). 2017;22(4):699–707. https://doi.org/10.1111/resp.12966.

Turcinovic M, Singson R, Harrigan M, Ardito S, Ilyas A, Sinvani L, Hajizadeh N, Burns E. Physical therapy for hospitalized patients with COVID-19 in isolation: feasibility and pilot implementation of telehealth for delivering individualized therapy. Arch Rehabil Res Clin Transl. 2021;3(2):100113. https://doi.org/10.1016/j.arrct.2021.100113.

Udina C, Ars J, Morandi A. Rehabilitation in adult post-COVID-19 patients in post-acute care with therapeutic exercise 2021. PMID: 34105716, PMCID: PMC7876526. https://doi.org/10.14283/jfa.2021.1.

van Campen CLMC, Verheugt FWA, Rowe PC. Cerebral blood flow is reduced in ME/CFS during head-up tilt testing even in the absence of hypotension or tachycardia: a quantitative, controlled study using Doppler echography 2020. PMID: 32140630, PMCID: PMC7044650. https://doi.org/10.1016/j.cnp.2020.01.003.

van den Boom L, Kostev K, Kuss O. Type 1 diabetes incidence in children and adolescents during the COVID-19 pandemic in Germany, 2022. PMID: 36347421, PMCID: PMC9637016. https://doi.org/10.1016/j.diabres.2022.110146.

Vecchio M, Chiaramonte R, Romano M. A systematic review of pharmacologic and rehabilitative treatment of small fiber neuropathies 2020. PMID: 33260566, PMCID: PMC7761307. https://doi.org/10.3390/diagnostics10121022.

Vernino S, Bourne KM , Stiles LE. Postural orthostatic tachycardia syndrome (POTS): state of the science and clinical care from a 2019 National Institutes of Health Expert Consensus Meeting – part 1 (2021). PMID: 34144933, PMCID: PMC8455420. https://doi.org/10.1016/j.autneu.2021.102828.

Voortman M, Beekman E, Drent M. Determination of the smallest detectable change (SDC) and the minimal important difference (MID) for the Small Fiber Neuropathy Screening List (SFNSL) in sarcoidosis 2018. PMID: 32476921, PMCID: PMC7170121. https://doi.org/10.36141/svdld.v35i4.7260.

Vrijens B, DeGeest S, Hughes DA. A new taxonomy for describing and defining adherence to medications 2012. PMID: 22486599, PMCID: PMC3403197. https://doi.org/10.1111/j.1365-2125.2012.04167.x.

Wågström P, Nilsdotter-Augustinsson A, Nilsson M. Fatigue is common in immunoglobulin G subclass deficiency and correlates with inflammatory response and need for immunoglobulin replacement therapy 2022. PMID: 35082787, PMCID: PMC8785394. https://doi.org/10.3389/fimmu.2021.797336.

Warren JJ, Langenberg P, Clauw DJ. The number of existing functional somatic syndromes (FSSs) is an important risk factor for new, different FSSs 2013. PMID: 23272983. https://doi.org/10.1016/j.jpsychores.2012.09.002.

Wang R, Lee JH, Kim J. SARS-CoV-2 restructures host chromatin architecture 2023. PMID: 36959507, PMCID: PMC10116496. https://doi.org/10.1038/s41564-023-01344-8.

WHO Postcovid Definition. 2021. https://iris.who.int/handle/10665/345824.

Widmann CN, Henkel C , Seibert S. "Brain Fog" after covid-19 infection: how the field of neuropsychology can help clear the air 2024. PMID: 39102190. https://doi.org/10.1007/978-3-031-61943-4_5.

Wilson LM, Saldanha IJ, Robinson KA. Active cycle of breathing technique for cystic fibrosis 2023. PMID: 36727723, PMCID: PMC9893420. https://doi.org/10.1002/14651858.CD007862.pub5.

Wirth KL, Löhn M. Myalgic encephalomyelitis/chronic fatigue syndrome (ME/CFS) and comorbidities: linked by vascular pathomechanisms and vasoactive mediators? 2023. PMID: 37241210, PMCID: PMC10224216. https://doi.org/10.3390/medicina59050978.

Wong TL, Weitzer DJ. Long COVID and myalgic encephalomyelitis/chronic fatigue syndrome (ME/CFS)-a systemic review and comparison of clinical presentation and symptomatology 2021. PMID: 33925784, PMCID: PMC8145228. https://doi.org/10.3390/medicina57050418.

Woo MS, Shafiq M, Fitzek A. Vagus nerve inflammation contributes to dysautonomia in COVID-19 2023. PMID: 37452829, PMCID: PMC10412500. https://doi.org/10.1007/s00401-023-02612-x.

Wu Q, Inman RD, Davis KD. Tumor necrosis factor inhibitor therapy in ankylosing spondylitis: differential effects on pain and fatigue and brain correlates 2015. PMID: 25559451. https://doi.org/10.1097/01.j.pain.0000460310.71572.16.

Xavier R. Overview of nasal airway and nasal breathing evaluation 2024. PMID: 38331036. https://doi.org/10.1055/s-0044-1779043.

Yammahi RJA, Alaparthi GK, de Sá Ferreira A. Cardiopulmonary response in post-COVID-19 individuals: a cross-sectional study comparing the londrina activities of daily living protocol, 6-minute walk test, and glittre activities of daily living test 2024. PMID: 38610135, PMCID: PMC11011697. https://doi.org/10.3390/healthcare12070712.

Yong SJ. Long COVID or post-COVID-19 syndrome: putative pathophysiology, risk factors, and treatments 2021. PMID: 34024217, PMCID: PMC8146298. https://doi.org/10.1080/23744235.2021.1924397.

Zhang L, Lu Q, Chang C. Epigenetics in health and disease 2020. PMID: 32445090. https://doi.org/10.1007/978-981-15-3449-2_1.

Zis P, Sarrigiannis PG, Rao DG. Small fiber neuropathy in coeliac disease and gluten sensitivity 2019. PMID: 31359810. https://doi.org/10.1080/00325481.2019.1650609.

The manufacturer's authorised representative in the EU is Springer Nature Customer Service Centre GmbH, Europaplatz 3, 69115 Heidelberg, Germany. If you have any concerns regarding our products, please contact ProductSafety@springernature.com

Printed and bound by CPI Group (UK) Ltd, Croydon, CR0 4YY

26/03/2026

02078968-0002